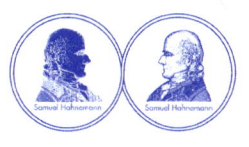

Lage & Roy

Ravi Roy
Carola Lage-Roy

HOMÖOPATHISCHER RATGEBER

bei

Neurodermitis

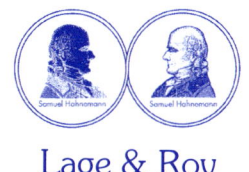

Lage & Roy

Impressum: Homöopathischer Ratgeber
Neurodermitis

© Lage & Roy Verlag für homöopathische Literatur
Burgstraße 8, 82418 Murnau-Hagen
Tel. 08841/4455 Fax 42 98
http://www.lage-roy.de
e-mail: verlag@lage-roy.de
1. Auflage 1992 · 2. Auflage 1994
3. erweiterte Auflage März 1997
4. Auflage April 2000
5. Auflage September 2002
6. Auflage September 2007
7. Auflage Juli 2008
Druck: VVA/Konkordia GmbH, 76534 Baden-Baden
Alle Rechte beim Verlag: Lage & Roy, Murnau
ISBN 10: 3-929108-14-3
ISBN 13: 978-3-929108-14-9

Inhaltsverzeichnis

In diesem letzten Jahr der 2000 Jahre nach Christi Geburt erbitten wir für das kommende Millennium das Auflösen von Neurodermitis und allen Krankheiten.

Ravi und Carola Roy   *Murnau im März 2000*

Die homöopathische Behandlung von Neurodermitis

Die Behandlung von Neurodermitis ist, wie die jeder anderen chronischen Krankheit, sehr individuell. Man unterscheidet einfache, mittelschwere, schwere und äußerst komplizierte Fälle.

Neurodermitis geht meistens mit einer Schwäche der Lunge einher. Es können aber auch andere Organe beteiligt sein, wie die Leber, der Magen-Darmtrakt sowie die Niere. Wenn die inneren Organe mehr oder weniger verschont geblieben sind, und die Krankheit sich hauptsächlich auf die Haut beschränkt, so bezeichnen wir das als die einfache Verlaufsform. Diese ist gleichzeitig auch seltener, und man freut sich immer wieder, hier schnelle Hilfe leisten zu können. Dies sollte bei uns aber nicht den Eindruck hinterlassen sollte, daß Neurodermitis leicht zu behandeln sei, da wir sonst den mannigfaltigen Schwierigkeiten bei schweren Fällen nicht Herr werden.

Eine Schwäche der Lunge in Form von Erkältungsneigung stellt die nächste Schwierigkeitsstufe in der Behandlung dar. Die Dauer der Behandlung wird durch den Grad der Lungenbelastung bestimmt. Wenn sich Asthma dazu gesellt, sind wir schon im Bereich der schweren Fälle. Bei den sehr komplizierten Fällen sind mehrere Organe mit verschiedenen Krankheitserscheinungen abwechselnd oder gleichzeitig betroffen.

Aber auch allein bezüglich des Hautzustandes finden wir Unterschiede im Ausmaß der Neurodermitis. Es gibt Menschen, deren Haut sich in einem äußerst dramatischen Zustand befindet. Hier kann die Behandlung sogar Jahre dauern. Oft sind bei solchen Menschen aufgrund der sich zeigenden allgemeinen Symptome keine Organschwächen festzustellen. Die Schwachstellen tauchen erst im Laufe der Behandlung auf. Wo keine Erkältungsneigung festzustellen war, ist auf einmal eine entstanden. Es gibt auch Kranke, bei denen sich später Asthma zeigt.

Als Homöopathen sehen wir uns noch anderen Problem gegenüber: Zusätzliche Komplikationen können die bisher durchgeführten verschiedensten Behandlungen bringen. Es wenden sich auch Menschen an uns, deren Haut zwar durch die Therapie gebessert wurde, ohne daß aber die innere Krankheit im geringsten berührt wurde. Dieser Effekt kann z.B. durch spezifische Diäten erzielt werden, wodurch die Haut manchmal eine Zeitlang wunderbar aussehen kann, aber durch das homöopathische Mittel bricht der Hautausschlag wieder voll aus. Hier sollten wir die Eltern bzw. den Patienten schon vorher über Neurodermitis aufklären und welche Reaktionen möglicherweise im Verlauf der homöopathischen Behandlung auftreten können.

Cortison birgt die größte Problematik in sich. Die Haut selber wird dadurch zerstört, und es erschwert uns deshalb die Behandlung. Die meisten Patienten, die die Praxis eines Homöopathen aufsuchen, sind allerdings sehr motiviert, vom Cortison loszukommen. Die lange Liste der Nebenwirkungen und die einschlägigen, oft jahrelangen Erfahrungen, gerade mit Cortison, lassen diesen Menschen nach Alternativen suchen. Nichtsdestoweniger ist es manchmal nicht einfach, den Patienten davon abzubringen. Der Therapeut kann durch ein aufklärendes Gespräch, durch homöopathische Mittel oder Chakrablüten Essenzen darauf hinwirken, daß der Patient vom Cortison loskommen will.

Selbst frühere homöopathische (Fehl-)Behandlungen können unter ungünstigen Bedingungen den Fall verschleiern und eventuell Schwierigkeiten bereiten. In der Regel ist eine gute homöopathische Behandlung natürlich die günstigste Voraussetzung, da einiges schon gereinigt wurde und die Behandlung viel klarer und einfacher wird.

Das tuberkulinische Miasma

Unseres Erachtens ist das der Neurodermitis zugrunde liegende Miasma die Tuberkulose. Ein Indiz dafür sehen wir in der häufig auftretenden Lungenkomplikation. Die psychische Komponente, die dieses Miasma ausmacht, stellt uns nicht gerade vor eine einfache Aufgabe. Der Tuberkuliniker ist nämlich sehr eigenwillig, und wir können schwer von ihm „Einsicht" verlangen. Dies spielt eine wesentliche Rolle bei der Behandlung, insbesondere bei den Abwägungen, welche allgemeinen Maßnahmen möglich sind.

Bei der Behandlung von Neurodermitis lassen wir uns von folgenden Überlegungen leiten:

1) Bei Kindern
Bei Kindern kommt meist eines der krankheitsspezifischen Mittel in Frage, die im Folgenden besprochen werden.

2) Bei Erwachsenen
Die Erwachsenen haben eine eigenartige Einstellung zur Neurodermitis. Zu viele Denkmuster haben sich festgesetzt oder herauskristallisiert, z.B. „die Krankheit besteht schon lange Jahre, daher gibt es keine dringende Notwendigkeit einer Heilung". – Eine Veränderung ist zwar gewollt, meist gehen die Versuche aber nicht tief genug, um an die Wurzeln des Übels zu gelangen. Der Patient gibt sich mehr oder weniger zufrieden mit Äußerlichkeiten. Der „tuberkulinische Wankelmut" hat eher den Stab in der Hand. Der Kranke kann die Therapie nur schwer konsequent durchziehen.

3) Was steht im Vordergrund der Therapie?
a) Die allgemeine Behandlung
   Wenn der momentane Zustand nicht direkt in Zusammenhang mit der Neurodermitis steht, ist eine allgemeine homöopathische Behandlung aufgrund des Zustandes angezeigt.
b) Die krankheitsspezifische Behandlung
   Die Neurodermitis selber verlangt eine gezielte Behandlung.

c) Die spezifische Blockade
Die Behandlung der Neurodermitis ist blockiert. Erst müssen die
Blockaden aufgelöst werden.

Im Laufe der Behandlung werden Therapeut und Patient mit den verschiedensten Zwischenfällen, Komplikationen und Blockaden konfrontiert. Die Zwischenfälle summieren sich besonders in den kalten
Jahreszeiten, angefangen mit Erkältungen, Magen-Darm-Affektio-
nen, Blasenentzündungen, Kopfschmerzen bis hin zu schwerwiegen-
den Erscheinungen, wie z.B. Asthma. Immer wieder tauchen neue
Probleme auf. Die Behandlung kann stagnieren, wenn sich Blockaden dazwischenstellen. Wir müssen homöopathisch versiert sein, um
all die Zwischenfälle und Komplikationen entsprechend angehen zu
können, bevor die eigentliche Behandlung weitergeführt werden
kann.
Aber jeder Zwischenfall, der richtig homöopathisch behandelt wird,
trägt mit zur Heilung der Grundkrankheit bei.

Die Mittel und ihre Beziehung zum Wesen der Neurodermitis

Im allgemeinen kann jedes Mittel für die verschiedenen Zustände in Frage kommen. Aber bei jeder Krankheit gibt es eine Reihe von Mitteln, die krankheitsspezifisch wirken, d.h. sie entsprechen dem Wesen der Krankheit.

Unserer Erfahrung nach trifft diese Spezifität bei Neurodermitis für folgende Mittel zu:

alle Calcium-Salze
insbesondere Calcium carbonicum
außerdem Calcium arsenicosum, Calcium silicata
Agaricus muscarius
Hepar sulfuris calcareum, Manganum
Medorrhinum
Mercurius
Phosphor
Psorinum
Staphisagria
Tuberculinum, Carcinominum
Polio-Nosode

Calcium carbonicum

Das Element Calcium scheint die tiefste Beziehung zum Wesen der Neurodermitis zu haben. Bei Neurodermitis handelt es sich um eine Reizung der Nervenenden der Haut. Das Organ „Haut" tritt über die peripheren Nerven in Kontakt mit der Außenwelt, wobei es zu einigen Störungen bzw. Kurzschlüssen kommen kann. Beim Neurodermitiker befinden sich die peripheren Nerven in einem Zustand des Aufruhrs. Er möchte zwar den Kontakt zu seiner Umwelt, aber die Beschaffenheit der Umwelt widerspricht seinen Vorstellungen. Er läßt die Eindrücke nicht weiter als bis zur äußersten Randzone auf sich einwirken. Im tiefsten Inneren ist der Wunsch, den für ihn vorgesehenen Weg zu gehen. Der Weg, den er einschlägt, entspricht aber nicht seinem inneren Wunsch der Realität entgegenzukommen. Der Calcium-Mensch kann sich nicht anpassen und weicht von seinem eingeschlagenen Weg nicht ab. Dies ruft heftige körperliche Reaktionen hervor. Diese sogenannten allergischen Reaktionen sind im Grunde genommen tuberkulinischer Natur.

Der Calcium-Mensch mit seinem mitleidenden Wesen ist eifrig bemüht, das Leiden der anderen zu beseitigen. Er hat aber ganz genaue Vorstellungen darüber, was zum Leiden der anderen führt und folgt dickköpfig (entspricht auch dem dicken Kopf von Calcium) seiner Überzeugung. Wenn er selber leidet – im Falle von Neurodermitis durch den Juckreiz – dann wehrt er sich, was sich sogar in heftigem Ärger und Brutalität manifestieren kann. Dadurch erzeugt er noch mehr Leid und leidet selber sehr darunter. Die Quelle seines Leidens kennt er, aber seine egoistischen Wünsche können es nicht zulassen, dies aufzugeben.

Um den Calcium-carbonicum-Typ herkömmlich zu erkennen, haben wir über die letzten zwei Jahrhunderte genauere Beschreibungen von den Homöopathen bekommen. Einmal wird uns der Körperbau dargestellt: dicker Kopf und dicker Körper oder dicker Kopf, dünner Körper und dicker Bauch. Die Wörter „blaß, schlaff, schwach" charakterisieren ihn treffend. Es gibt Calcium carbonicum in vielen anderen Variationen, z.B.:
– der Spätentwickler
– der Frühentwickler
– der In-die-Ferne-Blickende
– der Calcium-Typ mit Zahn- und Zahnungsproblemen
– der Überängstliche, immer an Mutters Rockzipfel
– der Calcium-Typ mit Schulangst
– der zu langsame Calcium-Typ, besonders in Mathematik bzw. logischem Denken
– der Calcium-Typ mit unleserlicher Schrift

Calcium arsenicosum

Bei den Calciumsalzen ist das grundlegende Element von Calcium carbonicum immer zu erkennen, obwohl jedes Salz seine eigene Individualität hat.

Das Arsen-Element macht den Calcium-Menschen nicht unbedingt dünner oder magerer, wie man vielleicht erwarten könnte. Auch das Arzneimittelbild von Calcium hat seine magere Seite. Oft neigt Calcium arsenicosum dazu, genau so dick und schlaff zu sein wie Calcium carb., so daß wir allein vom Äußeren her nichts Eindeutiges sagen können. Vielleicht sind die Gesichtszüge bei Calcium ars. etwas feiner und schärfer gemeißelt als bei Calcium carbonicum.

Das Arsen-Element bringt aber eine übertriebene Ängstlichkeit hinein, die sich von den vagen Ängsten des Calcium-carbonicum-Menschen unterscheidet. Ferner führt Arsen zu Exaktheit in Calciums Verhalten. Schwer kann er den nächsten Schritt tun, solange er nicht über den vorigen Punkt völlig beruhigt ist. Dies setzt ihn unter sehr große Spannung, besonders wenn schnelle Entscheidungen zu treffen sind bzw. schnell gehandelt werden muß. Wenn einige grundlegende Angelegenheiten nicht ganz geklärt sind und automatisch weiterlaufen, dann belastet ihn das furchtbar und er erkrankt.

Hierzu kann ein Vergleich mit *Nux vomica* nützlich sein. Nux vomica neigt oft dazu, keine gründliche Arbeit zu leisten, weil ihn seine Ungeduld zu schnell weitertreibt. Natürlich ist er guten Willens und möchte eines Tages alles nachholen. Aber der stetig steigende Leistungsdruck erlaubt es ihm nicht, bis es kracht. Nux glaubt zwar, es immer zu schaffen, aber zwischendurch taucht die Angst auf, daß es doch zu viel sein könnte. Wenn diese Angst immer größer wird, und das wird sie, wenn das Chaos wächst, dann kommen wir langsam in den Bereich des *Calcium arsenicosum*. Calcium möchte das Leid beseitigen, welches für Calcium arsenicosum gleichbedeutend ist mit Chaos. Also, wenn Calcium arsenicosum mit Chaos konfrontiert wird, dann leidet er sehr und erkrankt meist mit Lungen-Herz-Affektionen. In verschiedenen Weisen ist die Leber auch mitbetroffen.

Ein reiner Nux-Typ wird dagegen erst nach dem großen Krach ruhig werden und die Scherben einsammeln. Er hat aber das Potential, etwas ganz Neues und wirklich Stabiles aufzubauen. Trotzdem besteht bei ihm immer die Gefahr, daß er nach einer erneuten Überforderung durch zu viel Arbeit wieder in die alte Struktur zurückfällt.

Ein Leitsymptom bei Calcium arsenicosum, das bei einer Calciumbasis mit größerer Sicherheit zu diesem Mittel führt, ist das Verlangen nach Suppen. Dieses Verlangen kann im Laufe der Behandlung auftreten.

Behandlung

Bei der Behandlung von Neurodermitis können verschiedene spezifische Mittel eingesetzt werden. Dieses Vorgehen gilt selbstverständlich auch für jede andere Krankheit. Eine Behandlung kann mit Calcium carbonicum anfangen und später zu Calcium arsenicosum wechseln oder umgekehrt. Zwischendurch können Staphisagria, Tuberculinum usw. in Frage kommen. Wir sollten jederzeit damit rechnen, daß plötzlich ein anderes Calcium-Salz oder ein ganz anderes Mittel nötig wird und unseren Behandlungsplan umwirft.

Es gilt aufzupassen, daß uns die routinemäßige Verschreibung nicht einholt.

Calcium silicata

Wenn wir einmal das Wesen von Calcium arsenicosum verstanden und verinnerlicht haben, wird die Verschreibung des Mittels Calcium silicata sehr einfach. Das Element Silicium birgt in sich einen so erhabenen Charakter, wodurch das vornehme Verhalten des Calciumsilicata-Typs geprägt wird.

Das Calcium-Element läßt ihn zwar oft äußerst leiden, aber dieses Leiden kann seine innere Gelassenheit nicht berühren. Er ist von Natur aus freundlich und fröhlich. Trotz großen Leidens wird seine Fröhlichkeit nicht gedämpft. Das ist ein auffälliger Charakterzug bei schweren Neurodermitisfällen.

Agaricus muscarius

Der Agaricus-Kranke wird von heftigstem Juckreiz geplagt. Er ist von Natur aus launisch, gereizt und belastend für die anderen, wenn es ihm schlecht geht. Eine übermäßige Energie ist bei Agaricus zu finden, die aber schlecht sinnvoll eingesetzt werden kann, so daß die Feinmotorik darunter leidet. Er ist ungeschickt, und dadurch lernt er erst spät, seine Energien gleichmäßig und gezielt einzusetzen. Das Kind lernt spät gehen und sprechen.

Morgens ist die Zeit, zu der sich der Kranke restlos blockiert fühlt. Es funktioniert nichts. Sein Gehirn ist dumpf, und wenn er jetzt versucht zu denken, fängt die Haut an zu jucken. Abends funktioniert sein Gehirn in der Regel reibungslos, und er kann bei den schwierigsten Sachen problemlos teilnehmen.

Wenn er zu stark beansprucht wird, z.B. wenn er müde ist, sieht man gleich die Wirkung auf die Haut. Der Juckreiz ist von der heftigsten Art. Ein zusätzlicher Hinweis auf Agaricus ist die Hustenreaktion eines Neurodermitis-Kranken auf Tuberculinum. Wenn durch *Tuberculinum* besonders quälender Reizhusten ausgelöst wird, dann ist Agaricus das Antidot und hilft gleichzeitig bei der Hautsymptomatik. Typisch sind zwei Hustenstöße hintereinander. Zwar kann er durch Willensanstrengung den Husten eine Zeitlang unterdrücken, doch kommt er, je nach Stärke der Unterdrückung, zurück.

Staphisagria

Der Staphisagria-Typ ist immer in Probleme mit seinen Mitmenschen, vor allem mit nahestehenden Personen, verwickelt. Er hat das Gefühl, von den anderen abgelehnt zu werden. Diese Ablehnung kann er nicht ertragen. Er fühlt sich ungerecht behandelt, es sei denn, man nimmt ihn in seiner Gesamtheit an.

Wenn die anderen zu stark sind, kann er sich nicht äußern und leidet innerlich sehr. Gäbe es die Möglichkeit, sich zu äußern, würde er ungemein heftig reagieren, und seine Empörung würde keine Grenzen kennen.

Sein Anliegen ist es, ganz und gar angenommen zu werden, also geht er lieber durch das Leiden. Er macht sich nicht auf seinen eigenen Weg, sondern bleibt in ständiger Konfrontation mit den Menschen, mit denen er nicht zurecht kommt, auch wenn das für ihn Leiden bedeutet. Sein Verhalten kann entsprechend den Umständen sehr unterschiedlich sein. Ganz schweigsam, die Situation erleidend, bis hin zu offenem Streit. Bei Kindern finden wir beispielsweise folgendes Phänomen:

Im Elternhaus sind sie gereizt, unausstehlich, der Juckreiz ist schlimm, Schlafproblematik usw. Bei den Großeltern gibt es keine Probleme, dort können sie alles essen, sie schlafen problemlos und die Haut stört und juckt sie nicht mehr.

Psorinum

Psorinum ist besonders wichtig bei komplizierten Fällen, wenn bereits Asthma hinzugekommen ist oder viel Cortison benutzt wurde.

Der Juckreiz ist unentwegt da und bringt ihn zur Verzweiflung. Von seinem Wesen her neigt Psorinum dazu, sich zurückzuziehen, da er die Konsequenzen seiner Handlungen nicht tragen will. Psorinum ist auch angezeigt, wenn im Laufe der Behandlung die Haut gut geworden ist und sich plötzlich aus heiterem Himmel wieder sehr verschlimmert.

Die Auswirkungen empfindet er als Bestrafung. Daher rührt auch seine Überlegung, für seine „Sünden" bestraft zu werden. Als Sünde betrachtet Psorinum all das, was seiner Überzeugung nach eine falsche Handlung ist. Wenn er z.B. überzeugt ist, daß Süßigkeiten schlecht für seine Haut sind, dann verschlimmert sich nach dem Verzehr von Süßem seine Haut.

Medorrhinum

Den Medorrhinum-Zustand erkennen wir bei Neurodermitis durch die Besserung der Haut am Meer. Es gibt andere Mittel, die eine Verbesserung der Symptome am Meer haben, aber bei Medorrhinum werden insbesondere die Haut und das Asthma günstig durch die Meeresluft beeinflußt. Juckende Muschelwarzen oder Warzen gestielt wie Pilze sind ein wichtiger Hinweis auf Medorrhinum. (Siehe Fall Seite 26)

16

Mercurius solubilis (vivus)

Bei Mercurius fällt besonders die nächtliche Verschlimmerung des gesamten Zustandes auf.

Bei diesen Kranken ist die Lebensfreude in hohem Maße niedergedrückt. Das kann begleitet sein von einer so großen Erregung, daß sie die Depression verdeckt.

Bei einem Kind verbarg sich ein großer Kummer hinter seinen Aggressionen. Durch Mercur wurde das Kind fröhlich, es fing an zu singen und konnte sich über viele Sachen freuen.

Trotz einer vorübergehenden Verschlechterung der Haut strahlte das Kind eine vorher nicht gekannte Freude aus.

Dieses Beispiel spiegelt ein homöopathisches Heilgesetz wieder:

> *Durch ein homöopathisches Mittel muß erst die psychische Besserung folgen, dann folgt die körperliche.*

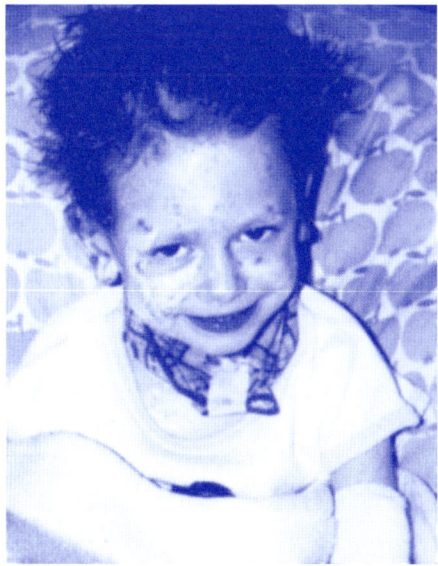

Hier sieht man, wie fröhlich das Kind durch Mercur geworden ist, trotz des schweren Ausschlages.

Manganum

Bei Mangan sind die allgemeinen Hautsymptome zu beachten. Insbesondere die Verschlimmerung des Juckreizes durch Schweiß. Ein zuverlässiger Hinweis ist der gute Schlaf der Kinder, da das Schlafverhalten bei Neurodermitiskindern meist gestört ist. Auch wenn sich das Mangan-Kind nachts kratzt, schläft es durch. Diese Kinder schlafen überhaupt gerne und lassen sich leicht zu Bett bringen.

Wir können diese Symptomatik auf Erwachsene übertragen, obwohl wir sie in Zusammenhang mit Neurodermitis erst bei Kindern beobachtet haben.

Hepar sulfuris

Wir können Hepar sulfuris aufgrund der allgemeinen Symptome schwer erkennen. Im Falle von Neurodermitis gibt es aber ein auffälliges und sicheres Symptom, und zwar das Verlangen nach Saurem, nach kräftig gewürztem Saurem.

In der Regel wirkt sich bei Neurodermitikern Saures negativ auf die Haut aus. Der Hepar-sulf.-Mensch hat nicht nur das Verlangen danach, sondern er verträgt es sogar gut.

Es gibt zwei Typen. Einmal den friedlichen Typ, bei dem man aber das Gefühl hat, vorsichtig sein zu müssen. Man kann mit ihm nicht viel Spaß machen, da er überempfindlich reagiert, wenn man ihm zu nahe tritt. Der andere ist der unzufriedene Typ, der auf die kleinsten Veranlassungen überschießend reagiert.

Phosphor

Der kontaktfreudige Phosphor-Typ leidet besonders, wenn seine Haut von Neurodermitis befallen wird. Diese Haut, die so gerne Berührung und Streicheln hatte, ist zu empfindlich geworden. Sie nimmt zu viel von der Umwelt auf und kann das nicht ertragen. Sie fängt an, sich zu schützen, indem sie versucht, nur auf die feineren Schwingungen einzugehen. Sie möchte den Empfang auf den „qualitativ hochwertigen Bereich" beschränken, da sie nichts Grobes verarbeiten will und kann. Dies führt dazu, daß der Phosphor-Mensch sogar Hautkontakte, die er früher als wohltuend empfunden hat, nun immer schlechter verträgt. Die Sonne hat ihm so gut getan. Der Wind war eine Wohltat. Im Wasser fühlte er sich so richtig in seinem Element. Licht, Wind und Wasser werden jetzt immer schlechter vertragen.

Die Augen von Phosphor leuchten nicht mehr wie früher. Es ist eine traurige Geschichte. So ein schönes Wesen nimmt die Möglichkeit des Wachstums nicht mehr wahr.

Tuberculinum bovinum

Tuberculinum spielt eine wichtige Rolle bei der Behandlung von Neurodermitis. Ist die Lunge beteiligt, kennen wir keinen Fall, wo wir ohne Tuberculinum ausgekommen sind.

Bei Neurodermitis veranlaßt uns Tuberculinum zu sagen: Es ist nicht günstig mit Tuberculinum eine Behandlung zu beginnen, da die Haut dadurch verschlimmert wird. Dies passiert auch, wenn wir überzeugt sind, Tuberculinum paßt sehr gut. Es gibt selten einen Fall, bei dem Tuberculinum als erstes Mittel wirklich positiv wirkt.

Tuberculinum wird im Laufe der Behandlung wichtig, insbesondere bei auftretender Erkältungsneigung. Ist diese von vornherein vorhanden, dann wird Tuberculinum bei der Erkältung in Frage kommen.

Ein Hinweis auf Tuberculinum ist die Verschlechterung der Haut während der Erkältung. Die Verschlechterung kann hinterher anhalten. Dies alleine reicht jedoch nicht aus, um das Mittel zu geben. Es müssen die typischen Erkältungssymptome von Tuberculinum vorhanden sein, oder es muß sich das ihm eigene Wesen am Ende einer Erkältung entwickeln. Wenn wir all dies beobachten können, dann ist die Wahl von Tuberculinum richtig. Dies zeigt sich in der deutlichen Besserung des Allgemeinzustandes sowie der Haut.

Wir verwenden das Präparat *Tuberculinum bovinum*.

Über das Wesen des Mittels siehe unser Buch „Selbstheilung durch Homöopathie", Droemer Knaur Verlag, München, Seite 65, 80, 249 und 299.

Carcinominum (Carcinosinum)

Carcinominum zeigt eine deutliche Heilwirkung auf die Neurodermitis. Die Familien-Vorgeschichte mit schweren Erkrankungen, Krebs und vielen Impfungen gibt einen Hinweis auf Carcinominum. Keine oder schwach verlaufende Kinderkrankheiten in der Vorgeschichte der Erkrankten, besonders in frühen Jahren, sind ebenfalls ein Hinweis auf Carcinominum, ferner Schlafstörungen, besonders bei Kindern.

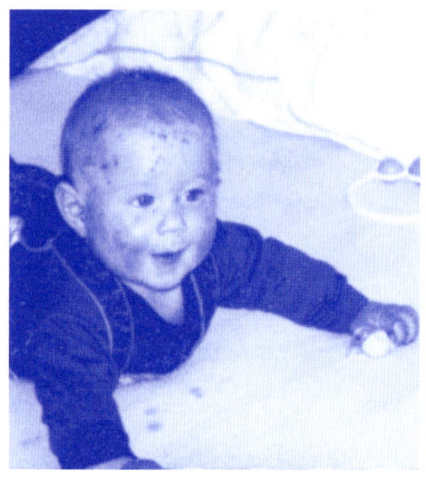

Vor Carcinominum

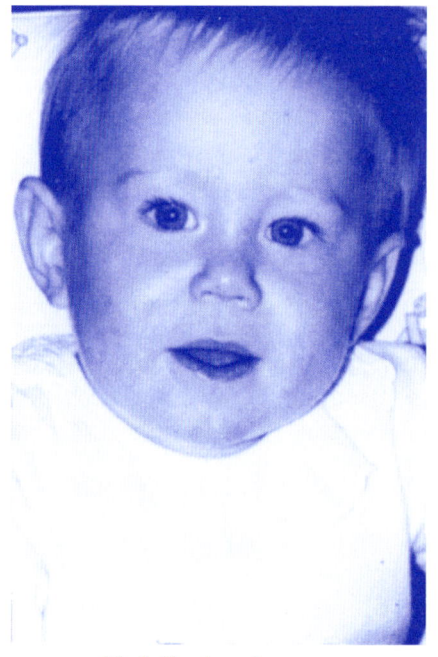

Nach Carcinominum

Der Carcinominum-Mensch möchte den anderen gegenüber sein Recht zu leben zwar vertreten, neigt aber dazu, seine Wünsche zurückzustecken, also zu verzichten. Er kann nicht „nein" sagen. Um Carcinominum bei Kleinkindern erkennen zu können, haben uns Eltern freundlicherweise diese Bilder zur Verfügung gestellt. Carc. erkennt man bei diesem Kind an den Augen. Das Wesentliche von Carcinominum, das Märtyrertum, erkennt man deutlich an seinem Ausdruck.

Nux vomica

Nux vomica scheint auch eine Heilwirkung auf Neurodermitis zu haben. Wie umfassend sie ist, können wir zu dem jetzigen Zeitpunkt noch nicht sagen. Die Allgemeinsymptome, besonders die geistigen, führen zum Mittel (siehe „HR 20 Arzneimittelwesen").

Sulfur

Sulfur mit seiner mannigfaltigen Wirkung auf die Haut hat für uns keine direkte Wirkung auf Neurodermitis gezeigt. Es ist selbstverständlich ein wichtiges Mittel und kommt immer wieder bei der Behandlung von Zwischenfällen in Frage.
(Das Arzneimittelbild von Sulfur wird ausführlich in unserem Buch „Kranke Kinder mit Homöopathie behandeln", Droemer Knaur Verlag, München und in unserem neuen Ratgeber „Arzneimittelwesen" behandelt.)

DIE BLOCKADEMITTEL
Polio-Nosode
Cortison
Zincum
Radium bromatum

Polio-Nosode

Diese Nosode hat sich als eines der wichtigsten Blockademittel bei der Behandlung von Neurodermitis herausgestellt, selbst wenn die erkrankten Kinder selber nicht geimpft wurden, sondern nur die Eltern. Die Nosode kann helfen, sogar die schlimmsten Hautzustände in den Griff zu bekommen.
In der Psyche zeigt sich bei Kindern eine starke Angst. Sie sind unfähig, alleine zu sein oder alleine irgendetwas zu tun.
Es gibt vier Möglichkeiten, die Polio-Nosode anzuwenden:
1. Die Behandlung damit beginnen.
Wenn die Polioimpfung als Auslöser der Krankheit erkannt wird, kann man damit anfangen, wenn kein anderes Arzneimittel in Frage

kommt und Hinweise auf die Polio-Nosode in der Symptomatik zu finden sind.

2. Im Laufe der Behandlung einsetzen.
Die Polio-Nosode setzen wir im Laufe der Behandlung ein, wenn sie nicht zufriedenstellend läuft oder blockiert ist oder wenn sich Symptome der Polio-Nosode entwickeln.

3. Am Ende der Behandlung einsetzen.
Die Polio-Nosode wird am Ende einer Behandlung eingesetzt, um den Fall abzurunden.

a) Die befallenen Hautareale sind fast verheilt, doch es hält sich ein kleiner Rest hartnäckig. Manchmal wird die Polio-Nosode zum ersten Mal gegen Ende der Behandlung eingesetzt, manchmal ist sie schon vorher häufiger verabreicht worden.

b) Nach kürzerem oder längerem Zeitraum der völligen Symptomfreiheit erscheint wieder eine leichte Neurodermitis.

c) Es sind keine anderen Symptome vorhanden. Hier verabreichen wir die Polio-Nosode, um den Fall abzurunden.

Bitte lesen Sie dazu auch die Artikel über die Polio-Nosode im Homöopathischen Ratgeber Nr. 15 „Impffolgen und ihre Behandlung".

CORTISON
Der Einsatz von homöopathisch aufbereitetem Cortison ist notwendig in Fällen, bei denen dieses Medikament die Erkrankung kompliziert hat. Wir verfahren folgendermaßen:

a) Wenn Cortisonpräparate bis vor Kurzem verwendet wurden und der Patient meint, er müsse wieder zu Cortison greifen. Sollte das Symptomenbild nicht eindeutig für ein anderes Mittel sprechen, so beginnen wir mit potenziertem Cortison.

b) Wenn unsere Mittel nicht anschlagen, und die Haut immer schlimmer wird, geben wir Cortison potenziert.

Um uns einigermaßen ein Bild von der „Cortisonhaut" machen zu können, betrachten wir die Haut, wenn nach einer Cortisonkur der unterdrückte Ausschlag zurückkehrt. Sie ist in einem schlimmen Zustand: große Flächen sind stark betroffen. Die Haut ist offen, rissig und sehr unelastisch, der Juckreiz ist unerträglich.

ZINCUM

Zincum setzen wir ähnlich ein wie potenziertes Cortison. Wenn Zinksalben benutzt worden sind, um Ausschläge nach innen zu drücken, beispielsweise bei einem Windelausschlag. Dabei spielt der zeitliche Abstand keine Rolle.

RADIUM BROMATUM

Radium bromatum (radioaktiv bestrahlter und potenzierter Milchzucker), kommt bei Kindern als Blockademittel in Frage, die zur Zeit des Reaktorunfalls in Tschernobyl auf die Welt kamen oder die in der Nähe eines Atomkraftwerkes leben. Auch wenn die Neurodermitis scheinbar ohne Grund aufblüht, sollte an die Möglichkeit eines radioaktiven Fallouts gedacht werden. Es kommt immer wieder zu erhöhter radioaktiver Belastung, die sich vor allem nach einem Niederschlag bemerkbar macht.

DOSIERUNG

Wir benutzen in der Regel LM-Potenzen (LM30 und höher) für die chronische Behandlung. Einmal täglich drei Tropfen auf einen Eßlöffel Wasser.

Nosoden und potenzierte Medikamente wie Cortison verwenden wir, je nachdem wie akut der Fall und intensiv die Krankheit ist, in Dosierungen von einer Gabe wöchentlich bis zu ein bis zwei Gaben täglich. Ausnahmsweise werden auch Einzelgaben von C- oder D-Potenzen gegeben.

Die Polio-Nosode wird in der Regel alle drei bis vier Tage verabreicht.

ALLGEMEINE MASSNAHMEN

Wir sind nicht streng bei den allgemeinen Maßnahmen. Es muß sich alles entwickeln, ganz nach dem Spruch „Rom wurde nicht an einem Tag gebaut".

Unser Bestreben ist es, den Patienten langsam zu einem gesunden Bewußtsein auf der psychischen, seelischen und physischen Ebene zu führen. Gäbe er nicht irgendetwas von seinen negativen inneren Überzeugungen freiwillig auf, würde deren Essenz in ihm bleiben. Da der Lernprozeß nicht vollzogen wurde, wird sie sich irgendwann entpuppen und die Weiterentwicklung des Menschen blockieren.

Eine bestimmte Substanz kann daher niemals die Ursache einer Krankheit sein. Sie ist eher ein Hinweis auf den zugrundeliegenden Prozeß.

Allergieauslösende Substanzen können anhaltende Faktoren sein, die die Behandlung nicht gut vorankommen lassen oder völlig blockieren (z.B. Formaldehyd im Wohnbereich, Tierhaare, feuchte Wohnung etc.).

Wir gehen in folgender Weise vor:

Wir versuchen die Nahrungsmittel, welche eindeutig die Symptome verschlimmern, und diejenigen, die vermutlich verschlimmern könnten, auseinander zu halten. Auf alle Nahrungsmittel, die eindeutig verschlimmern, soll der Patient vollständig verzichten, bis er einigermaßen stabil geworden ist. Dann kann man nach und nach versuchen, sie wieder einzubauen.

Bei allen anderen Nahrungsmitteln zeigen wir dem Patienten, was ein gesundes Eßverhalten ist, so daß er sich im Laufe der Zeit mit Hilfe der homöopathischen Behandlung auf unbelastete biologische Lebensmittel umstellen kann. Das betrifft auch umweltschonende Substanzen, wie Waschmittel, Spülmittel, formaldehydfreie Möbel, Teppiche, Kleber usw. Diese Erkenntnis muß in dem Patienten wachsen und kann nicht mit Gewalt erzwungen werden.

TIPS FÜR NEURODERMITIKER

Vorbeugend:
– lange Stillzeit, mindestens sechs Monate
– Kaltduschen, Kneippsche Anwendungen aktivieren die
  körpereigene Cortisonbildung
– nicht impfen
– vollwertige, biologische, fleischarme Ernährung
– wenig Seife (zerstört Säureschutz)

Bei Ausbruch der Krankheit:
– umweltfreundliche Waschmittel ohne optische Aufheller,
  Phosphate und synthetische Duftstoffe etc. verwenden
– Kleidung aus Baumwolle oder Seide tragen
– neue Textilien vor dem ersten Tragen gründlich waschen
– bei nässendem Ekzem feuchte Wickel machen
– nur unarzneiliche Salben verwenden, z.B. linolensäurehaltige
– Fastenkuren oder individuelle Diät, Allergene vermeiden
– bei Juckreizanfällen durch abheilende Krusten
  Zellregenerierende Chakrablütensalbe – Leberchakra Essenz
  bzw. -Salbe
  Anagallis D3 in Linola-Fett-Salbe
– Juckreiz ohne offenen Ausschlag: Abreiben, Wickel mit
  verdünntem **Essig**
– Abwaschungen oder Bäder mit **Eigenurin**

Grundsätzliches zu Salben:
Fette Salben können hilfreich sein, aber sie dürfen nicht zur Ab-
hängigkeit führen. Auch hier gilt das individuelle Prinzip, der eine
verträgt sie, der andere nicht.

Fallbeispiele

Katrin – Neurodermitis nach Mehrfachimpfung

Die sechsjährige Katrin litt seit ihrem 18. Lebensmonat an Neurodermitis. Sie erhielt die Tbc-Impfung zwei Tage nach der Geburt, am zehnten Tag erkrankte sie an Meningitis und wurde vier Wochen lang mit Antibiotika behandelt. Vermutlich handelte es sich hier um die erste Impfschädigung, die aber damals von niemanden erkannt wurde, denn sie wurde auch gegen Polio, Diphtherie und Tetanus geimpft. Die Impfungen erfolgten, obwohl sie Milchschorf hatte und in der Familie Allergien aufgetreten waren. Dies alles sind Kontraindikationen gegen das Impfen.

Ab ihrem zweiten Lebensjahr wurde Katrin homöopathisch behandelt, allerdings ohne Erfolg. Dies bestätigte den Verdacht, daß Katrin einen Impfschaden davongetragen hatte, denn ohne eine Aufhebung der Impfblockade war keine Heilung möglich.
Das juckende Ekzem breitete sich immer mehr aus. Seit dem vierten Lebensjahr litt sie zusätzlich unter ständig wiederkehrenden Infekten, die auch durch eine Entfernung der wuchernden Rachenmandeln nicht besser wurden. Zuletzt bildeten sich auch noch juckende Dellwarzen auf ihrer Haut – ein Zeichen, daß die miasmatische Belastung, die durch die Impfung ausgelöst wurde, sich immer mehr im Körper manifestierte. Warzenbildung ist ein Hinweis auf das sykotische (gonorrhoeische Miasma), das häufig durch die Impfung aktiviert wird.

Aufgrund der folgenden Symptome bekam sie als erstes **Medorrhinum** verordnet:
Sie kratzt, wenn sie nervös ist, etwas Unangenehmes machen soll oder etwas essen soll, was sie nicht mag. Sie kratzt sich auch im Schlaf oder wacht dadurch auf. Im Winter ist die Haut schlimmer.
Wenn sie erkältet ist, was alle zwei bis drei Wochen der Fall ist, ist der Juckreiz viel schlimmer. Während und nach dem Urlaub am Meer

geht es ihr allgemein besser, und dadurch juckt die Haut auch weniger. Sie ist schnell beleidigt, wenn etwas nicht so läuft, wie sie es sich vorgestellt hat. Sie möchte immer genau wissen, was gemacht wird, und daß alles so bewahrt wird, wie sie es sich vorstellt, z.B. dürfen die Möbel nicht verstellt werden. Auf fertige Fruchtsäfte, besonders Limonade, reagiert sie mit Juckreiz. Limo trinkt sie jedoch sehr gerne.

Auf **Medorrhinum** LM 30, alle drei Tage zwei Tropfen, verschwand innerhalb von drei Wochen die Neurodermitis. Wie wir es häufig bei Beginn einer homöopathischen Behandlung erleben, brach nach der dritten Gabe **Medorrhinum** eine Erkältung aus, und auch die Nesselsucht, die sonst nur im Winter auftrat, zeigte sich nun mitten im Sommer. Die Warzen bildeten sich zurück. Am Ende wurde sie auch psychisch sehr empfindlich und fing nachts an zu husten. **Medorrhinum** wurde deswegen abgesetzt, und die Psyche stabilisierte sich genauso schnell, wie der Husten verschwand. Aber nun kam der Hautausschlag in leichter Form zurück. Sie sollte weitermachen mit **Medorrhinum**, jedoch kam gleich nach der ersten Gabe wieder eine Erkältung mit Ohrenschmerzen. Aufgrund dessen war nun die Zeit reif, um **Tuberculinum** zu geben, welches auch die Impfschädigung nach der Tbc-Impfung anging.

Zusammenfassung:
Mit **Tuberculinum** und etlichen anderen Mitteln, vor allem gegen die Impfblockaden (**Sulfur, Silicea** etc.), konnten die ständige Erkältungsneigung und die Neurodermitis innerhalb eines Jahres ausgeheilt werden.

Sebastian – Neurodermitis nach Polioimpfung

Der dreijährige Sebastian erhielt mit einem Jahr seine erste Impfung gegen Polio. Obwohl nach der Diagnose des Arztes in einen abklingenden Schnupfen geimpft wurde, vertrug er die Impfung scheinbar problemlos. Kurz nach der dritten Impfung brach er sich den Arm und entwickelte einen schlimmen juckenden Ausschlag unter dem Gips und Heftpflaster, der sich von dort aus explosionsartig über den ganzen Körper verbreitete. Der starke Juckreiz mit nächtlichem Kratzen, bis es blutete, wurde kurzfristig mit Penatencreme unterdrückt.

Sebastian verträgt keine Eier und keinen Zucker. Er ißt löffelweise Butter und Essig. Nach der Impfung näßt er wieder ein. Auch die Schlafstörungen, die er seit der Geburt hat, werden danach wieder schlimmer. Er ist ein kleiner Zornpinkel, der schnell aggressiv wird, beißt und vor Wut Sachen durch das Zimmer schmeißt.

Bastian bekommt **Mercurius solubilis** LM 30 einmal täglich zwei Tropfen.

Daraufhin ist sein ganzes Wesen positiver geworden, sagen die Eltern. Er ist auch lange nicht mehr so aggressiv. Der Hautausschlag heilt ab, er bekommt ein neues Gesicht. Er schläft jetzt durch und morgens auch länger. Nach zwei Wochen wird **Mercur** wegen einer leichten Verschlimmerung von Haut und Psyche abgesetzt. Nun zeigt sich eine Ängstlichkeit und Panik auf laute Geräusche. Der Ausschlag ist zwar nach dem Absetzen von Mercur erst besser geworden, aber dann wird die Haut wieder schlimmer, und das erneute Einsetzen von **Mercur** bringt nicht mehr den gewünschten Erfolg.

Jetzt bekommt er die **Polio-Nosode**, erst in LM 30, später in LM 120. Daraufhin verschwinden sowohl die Blasenschwäche als auch der Ausschlag vollständig. Die Eltern meinen, so ausgeglichen war das Kind noch nie. Der Zustand ist auch ein Jahr später stabil geblieben. Die Behandlung ist beendet.

<u>Schlußbetrachtung</u>:

Wir haben auch an anderen Kindern beobachtet, daß es durch einen Unfall bzw. Schock wenige Tage nach der Polioimpfung eher zu einem Impfschaden kommen kann. Vielleicht ist dies durch einen plötzlichen Abfall des Blutzuckers bedingt, durch den eine Ansteckung mit dem Poliovirus überhaupt erst erfolgen kann (siehe auch unser Buch „Kranke Kinder mit Homöopathie behandeln", Droemer Knaur Verlag).

Frau N. – Neurodermitis nach Pockenimpfung

Die 32jährige Frau N. erkrankte 14 Tage nach der Pockenimpfung im ersten Lebensjahr an Neurodermitis. Seitdem verwendet sie täglich Cortisonsalbe. Außerdem bekommt sie allergisches Asthma auf Hausstaub, Milben, Haustiere und Vögel. Aufgrund ihres Gemütszustandes bekommt sie Nux vomica verordnet, welches sie aber nicht einnimmt, aus Angst, daß der Hautausschlag, der vor 12 Jahren auf ein erträgliches Maß zurückging, wieder ausbricht. Erst zwei Jahre später meldet sie sich wieder, da der Ausschlag trotz Cortison wieder erschien. Wegen der starken Angst vor einer negativen Reaktion, dem Sich-blutig-kratzen und dem Juckreiz nach dem Ausziehen erhält sie **Arsenicum album**. Es bessert den Juckreiz und Ausschlag. Cortisonsalbe verwendet sie nicht mehr. Zum Ausleiten derselben bekommt sie **potenziertes Cortison** in der LM 30. Dies tut ihr sehr gut. Später hilft ihr auch **Psorinum** sehr. Die Haut ist geheilt und von der 31jährigen Cortisonabhängigkeit ist sie befreit.

29

Anjulie – Neurodermitis nach Mehrfachimpfung

Anjulie wurde am vierten Lebenstag gegen Tbc geimpft, mit drei, sechs und zwölf Monaten gegen Polio, Diphtherie und Tetanus und zweimal gegen HIB. Auf alle Impfungen (außer gegen Tbc) reagierte sie mit Schwellungen an der Einstichstelle. Nach der ersten DPT-Impfung bekam sie einen Darmpilz, eine häufige Folge vor allem der Polioimpfung. Der Pilz wurde mit einem allopathischen Pilzmittel (Nystatin) unterdrückt, worauf sie mit hohem Fieber reagierte. Kurze Zeit später trat eine Herpesinfektion auf, die im Krankenhaus mit Antibiotika behandelt wurde. Nach der zweiten Impfung brach dann die Neurodermitis aus.

In den ersten sechs Lebensmonaten erhielt sie wegen der häufigen Mittelohrentzündungen als Folge der Impfungen mindestens viermal ein Antibiotikum. Davor schrie das Kind ein bis zwei Stunden, so daß die verzweifelten Eltern nicht wußten, was sie mit ihr machen sollten. Auch das ist typisch für einen Impfschaden.
Bei Anjulie haben sich die Impfungen „nur" auf die Haut ausgewirkt. Körperlich und geistig ist sie normal entwickelt. Morgens braucht sie mindestens eine Stunde, um richtig wach zu werden, je mehr sich der Tag seinem Ende zuneigt, desto munterer wird sie. Auf Erdbeeren und Eigelb reagiert sie mit Hautausschlägen. Sie bekommt **Sulfur** in einer höheren LM-Potenz einmal täglich fünf Tropfen. Daraufhin wird die Haut innerhalb von vier Wochen besser, morgens wacht sie nun gutgelaunt auf und muß nicht mehr kratzen, aber die Gelenkbeugen sind noch sehr rot, und der nächtliche Juckreiz ist stärker geworden. Die Eltern berichten nun von einigen Symptomen, die sie vorher vergessen hatten:

Seit der Neurodermitis mag sie nicht mehr allein in ihrem Bett schlafen, sie braucht den Körperkontakt und liegt am liebsten auf dem Bauch der Mutter. Entfernt diese sich, so fängt sie sofort an zu weinen. Aufgrund dieses Nachtrags erhält sie jetzt die **Polio-Nosode** LM 30, alle drei Tage zwei Tropfen auf etwas Wasser.

Fünf Monate später:

Mit der **Polio-Nosode** ist die Haut ganz in Ordnung gekommen. Anjulie verträgt jetzt im Gegensatz zu früher fast jedes Nahrungsmittel, auch Milch, Bananen und Apfelsaft. Einmal kam sie mit den Händen in Kontakt mit einem Eigelb, und der ganze Hals reagierte mit einem heftigen Nesselausschlag. Durch das Trinken von **Brennesseltee** verschwand er innerhalb einer Stunde.

Später erhielt sie wegen eines leichten Heuschnupfens **Tuberculinum**, woraufhin dieser völlig verschwand.

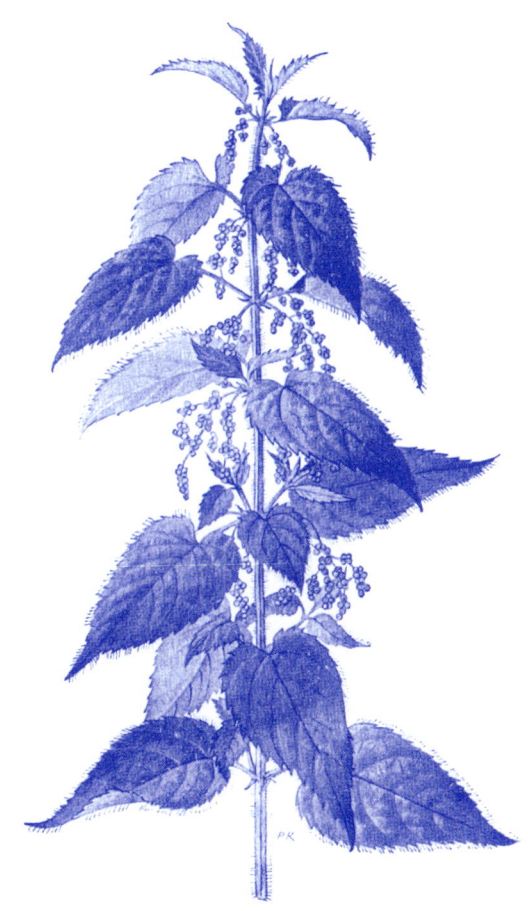

Lebensmittelzusatzstoffe

Vielen Lebensmitteln sind Stoffe hinzugefügt, um ihr Aussehen, die Konsistenz, den Geschmack oder die Haltbarkeit zu verbessern und ihre Qualität gleichbleibend zu erhalten. Diese Zusatzstoffe sind europaweit genormt und mit dem Buchstaben E und einer Zahl gekennzeichnet.

Lebensmittelzusatzstoffe können natürlichen Ursprungs sein oder auch synthetisch hergestellt werden. An sich sollten diese E-Substanzen für die menschliche Gesundheit unbedenklich sein. Es gibt aber Menschen, die überempfindlich auf gewisse Substanzen reagieren, weil diese bei ihnen allergische Reaktionen auslösen, oder weil sie an chronischen Erkrankungen leiden. Diese Menschen müssen beim Verzehr von Lebensmitteln, die einzelne Zusatzstoffe enthalten, besonders vorsichtig sein.

Die Zusatzstoffe werden ständig auf ihre Unbedenklichkeit hin überprüft, neue Erkenntnisse können rasch zu einem Verbot einzelner E-Nummern führen. Somit kennzeichnet die aktuelle Liste nur den heutigen Wissensstand.

Der Verbraucher sollte darüber Bescheid wissen, ob eine Substanz oder Gruppen von Substanzen für ihn ein gesundheitliches Risiko darstellen.

Im Folgenden werden für die einzelnen Gruppen von Zusatzstoffen jeweils jene Substanzen aufgeführt und besprochen, bei denen eine gewisse Vorsicht beim Verzehr bestehen sollte.

Frau Dr. med. Gudrun Clauser-Gschwendt,
I-Kastelruth

Farbstoffe (E102 – E180)

Farbstoffe werden den Lebensmitteln zugesetzt, um ihr Aussehen zu verbessern und um sie schmackhafter erscheinen zu lassen. Besondere Vorsicht gilt bei Azofarbstoffen, da sie als mögliche Allergieauslöser gelten und bei entsprechender Disposition zu Hyperaktivität bei Kindern führen können.

Konservierungsstoffe (E210 – E341,E450)

Sie sollen den Verderb der Lebensmittel durch Bakterien und Pilze verhindern, z.B. Schimmelbildung, die dann zum Entstehen der krebserregenden Aflatoxine führen kann.
Ascorbinsäure, Ameisensäure und deren Derivate gelten als unbedenklich, aber Benzoesäure, Propionsäure und deren Derivate, sowie Biphenyl, Thiabendazol sollen eher mit Vorsicht betrachtet werden.

Verdickungsmittel – Geliermittel (E400 – E412)

Dies sind Zusatzstoffe, die in Wasser kolloidale (viskose) Lösungen oder Gelee bilden.

Nitrate (E251, E252, E249, E250)

Nitrate sind natürlicherweise in Trinkwasser, Gemüse, etc. vorhanden. Für Trinkwasser gilt ein Grenzwert von 50mg/l.

Sonstige (E620 – E625)

Weiterführende Literatur:

I. Elmadfa, E. Muskat, D. Fritzsche
GU-Kompaß E-Nummern, ISBN 3-7742-1842-0

R. Machholz, H.J. Lewerenz
Lebensmitteltoxikologie, Springer Verlag ISBN 3-540-18671-9

Verbraucher-Zentrale Hamburg e.V.
Lebensmittel-Zutatenliste, Was bedeuten die E-Nummern? ISBN 3-922940-12-9

Was wir alles schlucken
Katalyse Umweltgruppe, Rowohlt Verlag

Zusatzstoff	Verwendung	Reaktionen
E 102 Tartrazin Synthethischer gelber Farbstoff	Backpulver, Speiseeis, Kunsthonig, Süßwaren, Senf, Sirup, Brausegetränke, Fruchtessenzen	*Allerg. Reaktionen, bes. bei Asthmatikern und auf Aspirin empfindliche Menschen. In Österreich und Norwegen verboten!*
E 104 Chinolingelb Synthethischer gelber Farbstoff	Brausegetränke, Puddingpulver, Räucherfisch, Ostereierfarbe u.ä.	*Allergische Reaktionen. Achtung Asthmatiker!*
E 110 Gelborange S Synthetischer gelb-oranger Farbstoff.	Marmeladen, Biskuits mit Gelees, Mixgetränke, Fertigsuppen, Paniermehl, Saucen und Cremes, Marzipan, Puddingpulver, Joghurtcreme, u.ä.	*Allergische Reaktionen, eventuelle Erbgutschäden. Achtung Asthmatiker!*
E 120 Echtes Karmin, Cochenille Natürlicher roter Farbstoff.	Alkoholische Getränke, Konfitüren, u.ä.	*Allergische Reaktionen möglich. Achtung Asthmatiker!*
E 122 Azorubin Synthethisch hergestellter roter Farbstoff	Puddingpulver, Biskuitrollen, Fertigsuppen, Speiseeis, Marzipan, Süßwaren, u.ä.	*Allergische Reaktionen. Achtung Asthmatiker!*
E 123 Amaranth Synthetischer roter Farbstoff	Liköre, Speiseeis, Pudding, u.ä	*Allergische Reaktionen, kann Nierensandbildung fördern. Achtung Asthmatiker! In den USA, Norwegen und Österreich verboten! In Italien veboten mit Ausnahme von Kavier und Kaviarersatz.*
E 124 Cochenillerot A Synthethischer roter Farbstoff	Brausen, Fruchtgelees, Lachsersatz, Süßwaren, u.ä.	*Allergische Reaktionen Achtung Asthmatiker! In Schweden und Norwegen verboten!*
E 127 Erythrosin Synthetischer rosa Farbstoff	Konservenfrüchte, Speiseeis, Sirupe, Medikamente	*Allerg.Reaktionen, erbgutverändernd,nierenschädigend, Schilddrüsentumor, Erhöhung der Sonnenempfindlichkeit. Asthmatiker!*
E 142 Brillantinsäure grün Synthetischer grün-blauer Farbstoff	Süßwaren, u.ä.	*Erbgutverändernd im Bakterienversuch, Allergien. Achtung Asthmatiker!*
E 151 Brillantschwarz Synthetischer, schwarzer Farbstoff	Süßwaren, Saucen, deutscher Kaviar, Lakritze, u.ä.	*Allergische Reaktionen*
E 153 Kohlenschwarz Aus Verkohlung von organischer Substanz	Wachsüberzüge bei Käse	*Nicht verzehren!*
E 180 Rubinpigment BK Synthetischer roter Farbstoff	Wachsüberzüge bei Käse	*Allergische Reaktionen. Nicht verzehren!*

34

Zusatzstoff	Verwendung	Reaktionen
E 210 – E 213 **Benzoesäure und Benzoate** Synthethisch hergestellt	Gemüsekonserven, Marinaden, Mayonnaise, Obstkonserven, Salate, u.ä.	*Allergische Reaktionen, Asthma, Heuschnupfen, Hautallergien*
E 214 – E 219 p-Hydroxy-ben-zoesäureester (PHB-Ester) Synthetisch hergestellt	Fischmarinaden, Süßwaren, u.ä.	*Allergische Reaktionen, gefäßerweiternd.*
E 220 – E 227 **Schwefeldioxid und Sulfite** Synthetisch hergestellt	Gemüsekonserven, kandierte Früchte, Wein, Trockenobst, u.ä.	*Asthma, Kopfschmerzen, Übelkeit, Vitamin-B1-Verlust in Lebensmitteln, Diarrhoe*
E 230 – E 232 **Biphenyl, Orthophenyl-phenol und Derivate** Synthetisch hergestellt	Schalen von Zitrusfrüchten, u.ä.	*Übelkeit und Erbrechen, eventuell Nierenschäden, aber noch keine endgültige toxikologische Bewertung.*
E 233 Thiabendazol Synthetisch hergestellt	Schalen von Bananen und Zitrusfrüchten, u.ä.	*Möglicherweise blutbildverändernd. Noch keine endgültige toxikologische Beurteilung.*
E 251 + E 252 Nitrate **(Salpeter)**	Im Glashaus gezogenes und gedüngtes Gemüse enthält mehr Nitrate als im Freiland gewachsenes und normal gedüngstes Gemüse.	*Wegen der möglichen Bildung von schädlichen Nitrosaminen im Verdauungstrakt sollten nitratreiche Gemüse und Trinkwasser vermieden werden, vor allem als Kleinkindnahrung.*
E 249 + E 250 Nitrite	Nitrite werden zum Pökeln von Fleisch und dessen Produkten sowie Käse zugesetzt.	*Bei Säuglingen Blausucht möglich. Ebenso können sie, wie die Nitrate, schädliche Nitrosamine bilden.*
E 310 – E 312 Gallate Synthethisch hergestellt	Müslimischungen, Kaugummi, pflanzliche Fette und Öle, Snacks. u.ä.	*Allergien, Magenbeschwerden, Beschwerden bei Asthmatikern und Aspirinempfindlichen Menschen.* *Verboten bei Baby- und Kleinkindernahrung!*

Zusatzstoff	Verwendung	Reaktionen
E 320 Butylhydroxyanisol (BHA) Synthetisch hergestellt	Biskuits, Fruchtkuchen, Suppenwürfel, Süßigkeiten, Walnüsse, Würzreis, u.ä.	*Erhöhung des Lipid- und Cholesteringehalts im Blut, schnellerer Abbau von Vitamin D. Verboten bei Baby- und Kleinkindernahrung!*
E 321 Butylhydroxytohiol (BHT) Synthetisch hergestellt	Kaugummi	*Allergien, Vorsicht bei Hautrissen! Schneller Abbau von Vitamin D kann Krebs begünstigen. Verboten in Baby- und Kleinkindernahrung!*
E 338 – E 341, E 450 Orthophosphorsäure, Phosphate und Polyphosphate Synthetisch hergestellt	Gekochtes Fleisch, Nahrungsmittel mit Butter- oder Margarinezusatz, Schmelzkäse, Schinken, Wurst, Backpulver, Kuchenfüllungen, Kuvertüre, Backmischungen, u.ä.	*Sie wirken als Metallfänger, besonders die Polyphosphate. Können zu Störungen im Mineralstoffhaushalt (bes. Cola, Softdrinks) führen. Achtung bei Kindern mit „Zappelphilippsyndrom"!*
E 400 – E 405 Alginsäure und Alginate Extrakt aus Braunalgen	Speiseeis, Pudding, Softdrinks, Barbecue-Saucen, künstliche Sahne, u.ä.	*Wird im Körper nicht verwertet, kann aber im Darm Entzündungen auslösen. Colitis, Anämien möglich.*
E 407 Carragen Áus Rohalgen gewonnen	Alkoholische Getränke, Babynahrung, Biskuits, künstliche Sahne, Salatdressing, Eis, u.ä.	*Wird vom Körper nicht verwertet, kann aber im Darm Entzündungen auslösen. Im Tierversuch auch Darmgeschwüre festgestellt.*
E 412 Guarkernmehl Aus Samen der Guarpflanze	Fertigsalate und -saucen, Salatdressing, Fruchtgetränke, Kuvertüren, u.ä.	*Wird vom Körper nicht verwertet, kann aber im Darmtrakt Entzündungen auslösen. Blähungen, Bauchkrämpfe, Colitis.*
E620 – E625 Glutaminsäure und Glutamate Natürlicher Geschmacksverstärker	Fleisch- und Fischkonserven, Trockensuppen, Tomatenmark, Ketchup, Kuchengewürz, Knabbergebäck, Pommes frites	*China-Restaurant-Syndrom: Brennen im Genick, in den Unterarmen und im vorderen Brustkorb. Druck in den Augenhöhlen und Brust-schmerzen, Hämmern im Kopf, Kiefer- und Genickstarre, Krämpfe, Schweißausbruch, Asthma. Für Kinder unter 12 Wochen nicht geeignet!*
Natamycin Natürliches Fungizid und Bakterizid, Antibiotikum	In Käserinden und -überzügen	*Allergien (ähnlich wie auf Antibiotika!)*

Der Einfluß der Polioimpfung auf Neurodermitis

*Daß die Polioschluckimpfung nicht nur süß, sondern auch
gefährlich sein kann, hat sich inzwischen herumgesprochen.
Doch wie wirkt sie sich auf Neurodermitiskranke bzw. auf
Menschen aus, in deren Familien Allergien auftreten?
Der folgende Bericht versucht dies anhand von Krankengeschichten
und der Wirkung der homöopathischen
Polio-Nosode zu durchleuchten.*

1) Zweimal Nesselausschlag nach Polioimpfungen

Eigentlich fing alles im Jahre 1984 an. Eine Freundin von uns wollte
ihr Kind gegen Polio impfen lassen. Als sie uns nach unserer Meinung
fragte, rieten wir ihr von dieser Impfung vorsichtig ab.

Kaum war das Kind geimpft, bekam es am Rücken einen leichten,
bläschenartigen, besonders in der Bettwärme juckenden Ausschlag.
Diese Reaktion kam auch für uns überraschend. Zwar wußten wir von
schweren Impfschäden nach dieser Impfung sowie einer allgemeinen
Schwächung des Immunsystems, aber es war neu für uns, daß auf die
Impfung gegen Kinderlähmung neurodermitisähnliche Hautreizungen folgten.

Das Kind bekam aufgrund der Symptome und wegen der Impfung
Sulfur, welches im übrigen ein wichtiges Mittel bei Hautausschlägen
nach Pockenimpfung ist*. Aber der Ausschlag wurde schlimmer.

Wenn die Hautreizung tatsächlich durch die Impfung entstanden war,
so schlußfolgerten wir, dann müßte sie auch durch eben diese – aber
in homöopathisch aufbereiteter Form – wieder verschwinden.

Zum ersten Mal setzten wir dann die **Polio-Nosode** (als einmalige
Gabe in der 200ten Potenz) bei einer derartigen Reaktion ein und

---

* Es gibt in der älteren homöopathischen Literatur eine Fülle von Behandlungsmöglichkeiten
von Pockenimpfschäden, aber über andere Impfschadenstherapien ist wenig bekannt, weil
diese Impfungen erst zu Beginn dieses Jahrhunderts eingesetzt wurden.

37

unsere Vermutung bestätigte sich: der Hautausschlag verschwand so schnell, wie er gekommen war.

Nur auf die Mutter des Kindes machten diese Zusammenhänge wenig Eindruck. Trotz diesmal intensivstem Abraten unsererseits ließ sie ihr Kind ein zweites Mal gegen Polio impfen. Prompt brach der Ausschlag wieder aus, diesmal allerdings großflächig über den ganzen Rücken verteilt, feuerrot und heftig juckend, wie bei Neurodermitis. Das Kind mußte einige qualvolle Nächte durchstehen, bis die Mutter sich sehr beschämt wieder bei uns meldete. Ein Zufall war nun auch ihrerseits ausgeschlossen. Diesmal wurde gleich die **Polio-Nosode** verabreicht mit dem Hinweis, daß die Heilung jetzt womöglich nicht so glimpflich verlaufen würde. Und so war es auch, es dauerte länger, bis alles verheilt war. Aber nun ließ die Mutter ihr Kind nie wieder impfen.

Zweifler könnten behaupten, ein akuter Hautausschlag nach einer Impfung verschwindet sowieso von alleine. Aber wir hatten in den folgenden Jahren genügend Gelegenheit, den Zusammenhang zwischen Polioimpfung und Neurodermitis zu überprüfen. Eltern von Neurodermitiskindern berichteten, daß der Ausschlag mit der Dreifachimpfung (Diphtherie, Polio, Tetanus) zusammenhängt. Bei ihren Kindern wirkte die **Polio-Nosode** auch dann, wenn die Impfung schon einige Jahre zurücklag. Anderseits haben wir beobachtet, daß sich Neurodermitis ohne Einsatz der Polio-Nosode als sehr therapieresistent erweist.

2) Milchschorf und familiäre allergische Belastung

Da ist der einjährige Raphael mit starkem Milchschorf. Sein Vater hat Neurodermitis, beide Großväter hatten chronische Bronchitis, eine Tante litt unter starker Akne. Bei Raphael brach die Neurodermitis direkt nach der ersten Impfung aus (DT, drei Tage später Polio).

Früher galt Milchschorf als Kontraindikation bei Impfungen, wie uns ein alter Hausarzt erzählte. Heute werden diese Zusammenhänge auf der Universität nicht mehr gelehrt. Das Kind wurde noch ein zweites Mal gegen DPT geimpft, wobei sich der Hautausschlag, der sich durch eine homöopathische Behandlung sehr gebessert hatte, schlagartig durch eine Herpesinfektion derart verschlechterte, daß Raphael

zehn Tage in die Klinik mußte. Er trug Handschuhe, trotzdem war das Bettzeug jede
Nacht blutig vom Kratzen der
juckenden Haut. Jetzt schlug
auch die homöopathische Behandlung nicht mehr an, und
die Eltern wandten sich im
Mai 1990 an uns. Als erstes
Mittel wurde **Calcium silicata** verabreicht, da Raphael
diesem Mittelbild sehr ent-
sprach und er zusätzlich gerade zahnte. Daraufhin wurde
die Haut laut der Mutter „echt
super".

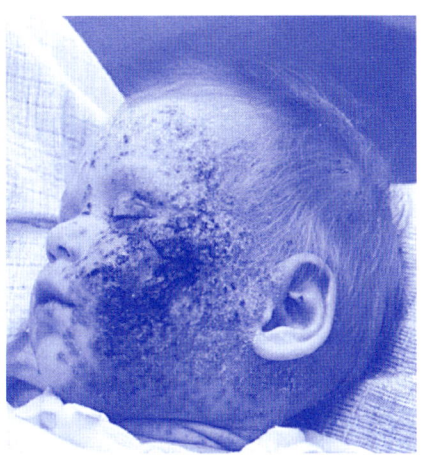

Raphael, Mai 1990

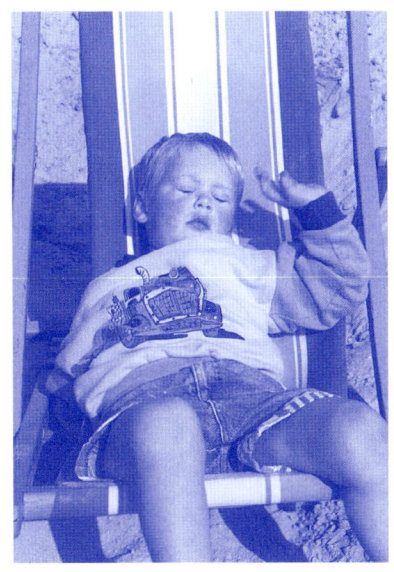

Raphael, September 1991

In anderthalb Jahren erhielt er
zweimal die **Polio-Nosode**
D200, als die Behandlung
stagnierte. Jedes Mal besserte sich die Haut verblüffend
schnell. Als das Kind in unsere Behandlung kam, konnte
es weder Milch, Eier noch
Weizen vertragen. Zehn Mi-
nuten nach dem Essen bekam
es einen nesselartigen Hautausschlag im Gesicht. Wir
empfahlen, das Kind langsam
wieder an diese Nahrungs-
mittel zu gewöhnen.

Schon ein halbes Jahr später vertrug es alles problemlos (d. h. ohne mit einem akuten Schub zu reagieren), bis auf Haselnüsse. Seit August 1991 ist der Ausschlag aus dem Gesicht verschwunden, er zeigt sich nur noch leicht auf den Extremitäten. Der nächtliche Juckreiz ist weg, das Kind schläft durch.

Im September 1991 fuhr die Familie für vier Wochen an die Nordsee, wo der Ausschlag verschwand bis auf eine leichte Rötöung in den Kniekehlen. Die Umstellung auf ein Bio-Waschmittel auf Molkebasis trug nach Einschätzung der Eltern mit dazu bei, die Heilungschancen zu verbessern.

Die wichtigsten Mittel bei Raphael waren:
Calcium silicata, Calcium sulfuricum,
Medorrhinum und die **Polio-Nosode.**

3) Behandlungsbeginn erst ein Jahr nach Polioimpfung

Im Gegensatz zu Raphael, der sieben Monate nach der Impfung zu uns kam, kam Marcel erst ein Jahr und drei Monate nach der Impfung zu uns. Wieder war nach der DPT-Impfung im dritten Monat die Neurodermitis ausgebrochen. Der Hautausschlag juckte fürchterlich, besonders nachts. Der Junge kratzte sich wund. Er bekam die **Polio-Nosode** LM30 alle drei Tage zwei Tropfen. Erst nach vier Wochen zeigte sich eine deutliche Besserung der Haut.

Neu war für uns die Beobachtung, daß erst nach einem so langen Behandlungszeitraum von vier Wochen eine Besserung eintrat. Normalerweise rechnen wir mit einer Besserung innerhalb der ersten Woche nach der Mittelgabe. Vielleicht hängt es mit dem größeren Zeitabstand zur Polioimpfung zusammen; andererseits gibt es auch Menschen, die die Impfung vor Jahren erhalten haben und trotzdem sofort auf die Nosode reagierten.

Bei dem zweijährigen Marcel war eine familiäre Allergiebelastung vorhanden, er wurde mit roten Flecken im Gesicht geboren. Gleich nach der Geburt wurde er gegen Tbc geimpft, später dreimal gegen DPT. Die Mutter sagte, die Neurodermitis sei kurz vor der ersten DPT-Impfung ausgebrochen. Marcel bekam sehr viel Cortison.

Die Mutter sah keinen Zusammenhang zwischen Neurodermitisschüben und Impfungen, gab aber zu bedenken, sie hätte auch nicht darauf geachtet.

Marcel hatte einen heftigen Ausschlag an Armbeugen, Händen, Kniekehlen, Beinen und am Hals. An der Nordsee wurde alles noch schlimmer. Da keine Symptome für ein Konstitutionsmittel vorhanden waren, erhielt er eine Gabe **Polio-Nosode** in der 500ten Potenz. 14 Tage später berichtete die Mutter, der Ausschlag wäre schön abgeheilt, praktisch weg, und die Haut würde nicht mehr so stark jucken. Nach drei Wochen kam ein erneuter Anruf: der Kleine hat Zahnungsbeschwerden, es juckt wieder mehr, aber ohne Ausschlag, und er hat nach wie vor Kopfschweiß. Er bekommt **Calcium carbonicum** LM6, einmal täglich zwei Tropfen. Zwei Monate später verträgt er alles, auch Kuhmilch und Orangensaft. Die Neurodermitis scheint ganz ausgeheilt, bis auf einen leichten Rückfall nach einem halben Jahr, wo **Calcium carbonicum** LM30 verordnet wurde. Die Behandlung dauerte insgesamt neun Monate.

Hier sieht man deutlich den Zusammenhang zwischen Impfungen und Neurodermitis. Die Eltern nahmen das jedoch nicht wahr. Es ist nicht einfach, so eine Impffolge einzusehen, wenn man nur das Beste für sein Kind will und sich über die Gefahren des Impfens nicht im klaren ist.

Seit 1978 ist nach Angaben des statistischen Bundesamtes in Deutschland niemand mehr an Poliomyelitis erkrankt. Es gibt allerdings viele Menschen, die infolge der Impfung an Impfpoliomyelitis erkrankt sind oder ihre Verwandten angesteckt haben, ohne selbst zu erkranken. Um diesem Risiko vorzubeugen, impfen manche Ärzte die ganze Familie mit! Praktisch – aber gefährlich. Vielleicht wäre es sinnvoller, jedes geimpfte Kind für acht Wochen in Quarantäne zu stecken!? Oder sich die Frage zu stellen, warum gegen eine Krankheit geimpft wird, die es seit Jahren nicht mehr in Deutschland gibt.

Zusammenfassung

1. Die Impfungen, vor allem die Polioimpfung, können Neurodermitis auslösen. Das Risiko erhöht sich, wenn
   - das Kind Milchschorf hat
   - in der Familie Hautkrankheiten, Allergien aller Art (Heuschnupfen, Lebensmittel-, Metallallergien etc.), Nieren-Darm- und Lungenkrankheiten (Asthma, Bronchitis) auftreten.
   - das Kind von Geburt an eine schwache Abwehr hat. Je mehr Risikofaktoren zusammentreffen, desto größer ist die Wahrscheinlichkeit, etwas auszulösen, was später nicht mehr unter Kontrolle zu bekommen ist.
2. Die Impfung kann eine Blockade bei der homöopathischen Behandlung darstellen.
3. Wenn man in Länder reist, in denen Polio noch vereinzelt vorkommt, kann man sich durch die **Polio-Nosode** oder **Lathyrus sativa** homöopathisch schützen.
4. Der Rückgang der Polioerkrankungen ist nicht den Impfungen zu verdanken, da in Ländern, in denen nur wenig geimpft wird (England), die Zahl der Erkrankungen ebenso zurückging, wie in den Ländern, in denen geimpft wird. Im Gegenteil – in Ländern, wo Impfpflicht herrscht, kommt es durch die Impfung überhaupt erst zu Polioerkrankungen. Nach einer amerikanischen Studie erkrankten im Laufe der 80er Jahre 130 Kinder an Polio, nachdem sie kurz vorher gegen Polio geimpft worden waren.*
   In Deutschland gibt es seit 1978 keine Polioerkrankungen auf natürlichem Wege mehr, außer solche, die durch die Impfung ausgelöst wurden.**

* Radio Antenne Bayern, Nachrichten 2.2.97
** Statistisches Bundesamt Wiesbaden (Weiterführende Literatur: Roy R., Lage-Roy, C. Kranke Kinder mit Homöopathie behandeln, Droemer Knaur Verlag München)

Interview: Homöopathie und Klinische Ökologie

Heilung oder Symptomenfreiheit?

Es gibt neben der Homöopathie viele Behandlungsmöglichkeiten
bei Neurodermitis, z.B. Akupunktur, Laser-, Elektro-, Aroma-, Bach-
oder Chakrablüten Essenzen Therapie, Beseitigung elektromagneti-
scher Belastung, Darmsanierung, Eigenblut- oder Urinbehandlung,
Klinische Ökologie, Moratherapie, Neuraltherapie,
Phytotherapie, Bioresonanztherapie.
Wir haben uns im Rahmen des folgenden Interviews eine Methode
im Zusammenhang mit der Homöopathie näher angesehen.

Frau Zierer ist Regionalgruppenleiterin der Arbeitsgemeinschaft Allergiekrankes Kind e.V. Dieser Elternverband, der aus 200 Regionalgruppen besteht, wurde 1977 gegründet. Er organisiert für die Eltern betroffener Kinder Informationsabende, damit diese die für sie richtige Therapie finden. Frau Zierer hat sich in Landshut sehr für die Neurodermitiskranken eingesetzt und verfügt über einen reichen Erfahrungsschatz über verschiedene Behandlungsmethoden. In Landshut fragten in den ersten drei Jahren des Bestehens der Selbsthilfegruppe ca. 500 betroffene Eltern allergiekranker Kinder um Rat.
Die Eltern erhalten die Möglichkeit, einmal monatlich einen Informationsabend mit Erfahrungsaustausch zu besuchen, der eine psychische Erleichterung bietet. Sie haben nicht mehr das Gefühl, alleine mit ihren Problemen zu sein.

Patentrezepte gibt es nicht

Homöopathischer Ratgeber:
Mit welchen Erwartungen kommen die Eltern zu Ihnen?
Frau Zierer: Sehr viele erwarten ein Wundermittel. Die meisten sind

43

ungeduldig, können den Leidensdruck nicht ertragen, möchten möglichst selbst nichts tun. Sie möchten an andere delegieren, z.B. an den Therapeuten oder an mich. Möchten Patentrezepte auf dem Silbertablett serviert bekommen. Doch darin sind sich alle Therapien einig: ein Patentrezept gegen Neurodermitis gibt es nicht.

HR: In welchem Zeitraum kann Ihrer Erfahrung nach mit einer Besserung gerechnet werden?

Frau Zierer: Ich stelle fest, daß die Leute, die keine Patentlösungen von anderen erwarten, sondern ihr Schicksal selbst in die Hand nehmen, eine Besserung innerhalb eines Jahres mit unserer Hilfe erfahren können. Wobei wir nur die Krücken sind, laufen muß der Erkrankte selbst.

Homöopathie heilt

HR: Was sind die Krücken?

Frau Zierer: Die Krücken sind die Infoabende, auf denen die Betroffenen genug Informationen bekommen können, um zu wissen, daß sie mit der Krankheit gut leben können und eventuell symptomfrei werden mit Hilfe der Klinischen Ökologie beziehungsweise, daß sie mit Hilfe der Homöopathie ausgeheilt werden.

HR: Was ist die Klinische Ökologie?

Frau Zierer: Diese Therapieform beinhaltet gezielte Diät, Darmsanierung z.B. durch mikrobiologische Therapie (Fertigpräparate), Mineralstoff- und Vitamingaben aus Amerika (von Frau Dr. Blaurock-Busch).

HR: Was ist an amerikanischen Vitaminen anders als an deutschen?

Frau Zierer: Sie sind zuckerfrei, farbstofffrei, enthalten keine Hefe und Stärke. Ich selbst habe während des Stillens ein deutsches Vitaminpräparat versucht, was bei meinem Sohn heftige allergische Hautreaktionen ausgelöst hat.

Vertrauen ist notwendig

HR: Welche Erfahrung hat die Gruppe mit der Klinischen Ökologie gemacht?

Frau Zierer: Gute! Sie paßt aber, wie alles, nicht zu jedem Typ. Ungefähr die Hälfte der Gruppe läßt sich rein homöopathisch behandeln (also keine Komplexmittel), die andere Hälfte klinisch ökologisch. Diese beiden Therapieformen werden in der Gruppe vorgestellt und diskutiert. So kann sich jeder nach eigenem Gutdünken die Therapie auswählen. Er weiß, was auf ihn zukommt und muß sich bewußt für eine Sache entscheiden. Diese bewußte Entscheidung für eine Therapieform und die konsequente Durchführung aufgrund des Vertrauens in diese Therapie entscheiden letztendlich über den Erfolg.

Heilungschancen – typabhängig

HR: Können Sie etwas über die unterschiedlichen Typen der Ratsuchenden sagen?

Frau Zierer: Da gibt es die ganz Verzweifelten, die ohne Hoffnung sind. Sie haben die Freude am Leben verloren bzw. sehen sich in einer ausweglosen Situation, von der sie glauben, sie nicht mehr meistern zu können. Sie beschäftigen sich unentwegt mit ihrem Krankheitsbild, unternehmen nichts mehr, keine Reisen, kein Schwimmbadbesuch etc. Die totale Resignation. Sie fühlen sich durch ihr Kind in die Außenseiterrolle gedrängt, fast wie Aussätzige in der Gesellschaft, wie Stigmatisierte. Sie hadern mit dem Schicksal.

Unsere ganze Gesellschaft ist auf Genuß ausgerichtet. Auf Äußerlichkeiten, schöne Haare, schöne Haut, auf das Schönheitsideal – schön, schlank, braun. Alles Schöne möchte man haben, erfahren, konsumieren und jetzt hat man ein furchtbares Neurodermitis-Kind. Jeder schaut in den Kinderwagen, ist entsetzt oder völlig hilflos. Manche Leute meiden einen direkt, weil sie sich verunsichert fühlen.

Dann gibt es diejenigen, die alles wissen müssen. Sie besorgen sich sämtliche Bücher, stürzen sich mit Begeisterung auf alles Wissenswerte und blühen direkt auf. Sie sind stolz auf sich, weil sie sich nicht

45

unterkriegen lassen und keine Cortisoncremes benutzen. Sie sind eher trotzige Typen, „denen will ich es zeigen". Sie nehmen die Krankheit als Chance, bewußter zu leben.

Als dritte Gruppe gibt es die Lethargischen, die gar nichts machen. Sie hoffen, daß sich die Krankheit von selbst gibt. Sie kommen, wenn ein Schub da ist und verlangen, daß alle Symptome sofort verschwinden. Meist sind sie inkonsequent in der Erziehung. Mal füttern sie ihre Kinder mit Schokolade, nach einem Schub befolgen sie dann strikt den Gesundheitstrip.

HR: Können Sie etwas über jene Personengruppe sagen, die mehr von der Klinischen Ökologie erwartet?

Frau Zierer: Die meisten Neurodermitiker, die sich für die Klinische Ökologie entscheiden, waren vorher beim phytotherapeutisch oder mit Eigenblut arbeitenden Heilpraktiker, der ihnen nicht helfen konnte. Sie können in die Homöopathie im Sinne Hahnemanns kein Vertrauen mehr aufbauen, da sie diese Therapie nicht von anderen naturheilkundlichen Therapieformen unterscheiden können.

HR: Welche Faktoren können eine homöopathische Therapie stören?

Frau Zierer: Da gibt es Fälle, die in der Familie keine Unterstützung bekommen, weil ihnen die Homöopathie zu „unwissenschaftlich" ist. Diese Belastung kann so störend wirken, daß eine homöopathische Behandlung nicht anschlägt.

HR: Wer ist offen für die Homöopathie?

Frau Zierer: Ja, das sind die Personen, die negative Erfahrungen mit der Klinischen Ökologie gemacht haben, die mit starken allergischen Hautreaktionen auf die Darmsanierung reagieren. Da liegt ein wunder Punkt der Klinischen Ökologie. Es heißt abwarten, durchhalten und es gibt keine Hilfe, die Durststrecke durchzustehen. Es ist eine Psychotherapie möglich, die sich jedoch in den meisten Fällen als sehr kompliziert und langwierig erweist.

HR: Welche Rolle spielt Ihrer Meinung nach die Diät bei der Klinischen Ökologie?

Frau Zierer: Es gibt viele, die damit nicht zurechtkommen. Es kann z.B. sein, daß eine Nahrungsmittelallergie gar nicht im Vordergrund steht, aber sie wird zur Hauptursache erklärt, und man probiert alle möglichen Diäten durch. In Wirklichkeit ist ein anderer Faktor ausschlaggebend.

HR: Was können das für Faktoren sein?

Frau Zierer: Zum Beispiel eine Hausstaubmilbenallergie, psychische Belastungen, eine Federallergie etc.

Homöopathie öffnet das Wesen des Kindes

HR: Worin sehen Sie die Vorteile der Homöopathie?

Frau Zierer: Die liegen bei der psychischen Betreuung. Die Homöopathie öffnet das Wesen des Kindes, das sich durch den Druck der Krankheit verschlossen hat.

Der Mensch wird durch die Homöopathie stabiler, d.h. weniger anfällig für Umwelteinflüsse. Die destruktiven krankhaften Verhaltensmuster werden zum Konstruktiven hin gewandelt, und diese Heilung ist dauerhaft.

HR: Gibt es in Ihrer Gruppe auch Menschen, denen kaum oder nur sehr schwer geholfen werden kann?

Frau Zierer: Manche erwarten etwas ganz Bestimmtes. Was das ist, wissen sie eigentlich selber nicht: die totale und sofortige problemlose Heilung, ohne selber einen Finger zu rühren. Diese Menschen probieren in der Regel alles durch und sind meist von allem enttäuscht, weil sie nie etwas richtig machen. Sobald es an ihre Substanz, an die Eigeninitiative geht, kehren sie um, ergreifen die Flucht.

Demut und Geduld

HR: Welche Typen von Menschen haben in ihrer Gruppe die größten Heilungschancen?

Frau Zierer: Die Wißbegierigen haben oft aufgrund ihres Informationsvorsprunges das größte Durchhaltevermögen. Diesen Menschen gelingt es mit der Klinischen Ökologie genauso gut wie mit der Homöopathie, die Kinder ekzemfrei, also symptomenfrei, zu bekommen und die Toleranzschwelle gegenüber Allergenen so hoch zu schrauben, daß das Kind fast oder ganz gesund erscheint.

HR: Sie leisten ein gewaltiges Pensum an ehrenamtlicher Arbeit. Wie sind Sie dazu gekommen?

Frau Zierer: Mir liegt es am Herzen, den Leuten Mut zu machen. Mein eigener Sohn Alexander war Allergiker, und mit meinem Beispiel möchte ich Mut machen. Es ist nicht ohne Hoffnung, nur eine Frage der Zeit und nicht eine Frage, ob Heilung bei Neurodermitis überhaupt passieren kann. Manche, denen etwas geholfen wird, wissen das nicht gebührend zu würdigen, ihre Erwartungen sind zu hoch. Gerade bei dieser Krankheit geht es aber meist in kleinen Schritten voran. Es ist schade, wenn man sich über diese nicht mehr freuen kann, sondern Wunder erwartet.

HR: Wir bedanken uns für dieses aufschlußreiche Gespräch.

Anschriften für Betroffene

Arbeitsgemeinschaft Allergiekrankes Kind –
Hilfe für Kinder mit Asthma, Ekzem oder Heuschnupfen – e.V.
Hauptstr. 29, 35745 Herborn, Tel. 0 27 72-41 37

Deutscher Neurodermitiker-Bund e.V.
Baumkamp 18, 22299 Hamburg, Tel. 0 40-23 07 44

Verein Eltern für unbelastete Nahrung e.V.
Fasanengrund 2, 24613 Aukrug, Tel. 0 48 73-92 75

Institut für Umweltkrankheiten
Im Kurpark 1, 34308 Emstal, Tel. 0 56 24-86 95

Schutzverband für Impfgeschädigte e.V.
Beethovenstr. 27, 58840 Plettenberg, Tel. 0 23 91-1 06 26

Dank Neurodermitis – umweltbewußter

Die Neurodermitis hat sich in den letzten Jahren in einem erschreckenden Ausmaß verbreitet. Inzwischen soll es in Westdeutschland etwa 3-4 Millionen Neurodermitiker geben. Jedes dritte Kind leidet an allergischen Erscheinungen. Jährlich kommen ca. 140.000 neue Neurodermitiskranke dazu. Die Krankheit gilt schulmedizinisch als unheilbar. Prognostisch gesehen liegt die einzige Hoffnung im Verschwinden der Krankheit entweder in der Pubertät, der Adoleszenz oder im Klimakterium. Sie kann aber auch genauso gut zu diesen Zeiten erst ausbrechen.

Neurodermitis ist eine Zivilisationskrankheit. Es handelt sich um einen Hautausschlag auf allergischer Basis mit heftigem Juckreiz. Der Name sagt nichts über eine neurotische Störung aus. Um Mißverständnisse zu vermeiden, verwendet man daher heute die Begriffe endogenes oder atopisches Ekzem. Solange man dieser Krankheit mit äußerlichen Maßnahmen zu Leibe rückt, kann man ihrer nicht Herr werden. Im Gegenteil, durch Unterdrückung des Hautausschlages mit Teer-, Cortison-, Zink- und Harnstoffsalben erlebt man zwar eine schnelle Symptomenfreiheit, doch geheilt ist die Haut nicht, da die zugrundeliegenden Ursachen nicht angegangen wurden. Als Folge brechen schlimmere Leiden aus: Asthma, Bronchitis, Nierenkrankheiten.

Der Krankheit liegt eine Stoffwechselvergiftung zugrunde. Die Toxine lagern sich in der Haut ab, verursachen Juckreiz und werden durch Kratzen ausgeschieden.

Kranke Haut – gesunde innere Organe

Homöopathen haben seit langem beobachtet, daß Menschen mit Hautausschlägen, besonders wenn sie allergisch bedingt sind, kaum zu schweren degenerativen Krankheiten neigen, wie Krebs und Aids. Wer reagiert eigentlich gesünder – der Neurodermitiskranke oder ein „gesunder" Mensch mit einer „schönen, reinen Haut"?

Wir in den sogenannten zivilisierten Ländern leben in einer Welt, die wir selbst systematisch vergiftet haben. Ein Mensch, der aus einer einigermaßen intakten Umwelt zu uns kommt, wird krank, sobald er sich unseren Lebensbedingungen unterwerfen muß. Wir atmen täglich viele verschiedene Giftstoffe ein, nehmen unzählige Chemikalien zu uns (Pestizide, Kunstdünger, Lebensmittelzusätze usw.), von denen viele erwiesenermaßen krebserregend oder allergieauslösend wirken. Ist wirklich derjenige gesund, der nicht auf die Gifte (akut) reagiert? Dessen Selbstheilungssystem so gestört ist, daß er nicht mehr reagieren kann und irgendwann, wenn das Maß der Anpassung voll ist, schwere Leiden bekommt? Menschen mit einer einfachen Form der Neurodermitis erfreuen sich in der Regel ansonsten einer guten Gesundheit und werden selten krank, weil ihre allergische Veranlagung sie daran hindert, bedenkenlos Giftstoffe zu sich zu nehmen.

Anpassung ist überlebensnotwendig. Der Mensch zählt zu den anpassungsfähigsten Kreaturen auf diesem Planeten. Er kann sich den unterschiedlichsten Lebensbedingungen anpassen – an heißes, kaltes, feuchtes Klima. Aber anpassen an Gifte! Ist das der Überlebensplan? Wir würden in unseren Untergang rennen, ohne es zu merken, gäbe es nicht Menschen, die auf Gifte hochsensibel reagieren. Wir alle sehen: der Wald stirbt. Wir alle wissen: das Trinkwasser ist mit Schadstoffen hochbelastet. Aber solange wir nicht *hautnah berührt* werden, bleibt alles bei guten Vorsätzen. Schuld haben immer die anderen, der Staat, die Autos ..., und die sollen erst mal etwas tun. So wird das eigene Fehlverhalten auf eine nur juristisch, aber nicht rein menschlich greifbare Person projiziert.

Mit den Neurodermitikern können wir lernen, Probleme, hier am Beispiel Haut, wieder selber in den Griff zu bekommen, anstatt die Problemlösungen auf andere abzuwälzen. Durch das Ekzem lernen wir wieder Verantwortung zu tragen. Die Haut des Neurodermitikers spiegelt jedes „Fehlverhalten", jeden Kontakt mit vergifteten Lebensmitteln sofort wieder. Sie ist wie ein Barometer für die Toxizität der physischen und psychischen Umwelt.

Viele Eltern haben erst durch die Krankheit ihres Kindes angefangen, bewußter zu leben, und man spürt ihre Dankbarkeit über diese Chance, ihr Leben neu zu überdenken und von Grund auf zu ändern. Besonders ihr Konsumverhalten Lebensmitteln gegenüber, hat sich entscheidend geändert. In ihrer Verzweiflung suchen die Betroffenen vielleicht zum ersten Mal in ihrem Leben einen Naturkostladen auf. Sie schmecken und spüren den Unterschied zwischen naturbelassener Nahrung aus biologischem Anbau und den mit Pestiziden, Insektiziden und Kunstdünger versetzten Nahrungsmitteln.

Allergien auf Pestizide

Schon 1950 wies der amerikanische Arzt Theron G. Randolph auf die Rolle der Umweltchemikalien bei der Entstehung von Allergien, Ekzemen und anderen chronischen Erkrankungen hin. Nachdem in der amerikanischen Landwirtschaft große Mengen Pestizide eingesetzt wurden, häuften sich in seiner Praxis Fälle von „multipler Früchteallergie", d.h. einer Allergie auf Obst und Gemüse im Allgemeinen. Die Allergie war in Wirklichkeit aber durch Pestizide und nicht durch die Lebensmittel verursacht worden.

Chemikalienallergien haben starke Auswirkungen auf die Gehirnfunktion. Sie äußern sich in Form von Hyperaktivität, Lernschwierigkeiten und anderen Verhaltensauffälligkeiten. In der BRD erlitten 1985 750.000 Menschen schwere allergische Reaktionen durch den Kontakt mit Insektiziden, 14.000 Menschen starben daran. Aber was ist mit den Menschen, die gar nicht wahrnehmen, daß sie chronisch vergiftet sind? Die ihre ständige Müdigkeit, ihre Konzentrations- und Gedächtnisschwäche nicht in Verbindung mit Chemikalien bringen?

Ein Homöopath braucht heutzutage detektivischen Spürsinn, um herauszufinden, welche Symptome konstitutions- und welche vergiftungsbedingt sind.

Maskierte Allergie

Am heimtückischsten ist deswegen wohl die „maskierte Allergie", die von ihrem Entdecker, Herbert Rinkel, 1933 folgendermaßen definiert wird:
Man kann gegen ein Nahrungsmittel, welches man täglich ißt, allergisch sein, ohne es ursächlich mit seinen Krankheitssymptomen in Verbindung zu bringen. Auffällig dabei ist, daß man sich nach dem Verzehr des Nahrungsmittels meist wohler fühlt als vor der Mahlzeit. Durch diesen Mechanismus entsteht allmählich ein Suchtverhalten, da der Betroffene ein immer größer werdendes Verlangen nach diesem Nahrungs- oder Genußmittel entwickelt, weil es ihm scheinbar gut tut. Wie bei Alkohol-, Tabak- oder Drogensüchtigen treten Zittrigkeit, große Unruhe, Nervosität etc. (Entzugssymptome) auf, wenn der maskierte Allergiker sein Brot, seine Milch, Süßigkeiten, Kaffee usw. nicht bekommt.

Herbert Rinkel entdeckte dieses Prinzip an sich selbst. Während seines Studiums ernährte er sich aus Kostengründen fast ausschließlich von Eiern, die er geschenkt bekam, und wurde immer kränker (Hals- und Kopfschmerzen, Dauerschnupfen, Ohrenkrankheiten). Nachdem er einen Bericht über Allergien nach Eiern gelesen hatte, wollte er an sich selbst eine allergische Reaktion provozieren und aß sechs Eier schnell hintereinander.

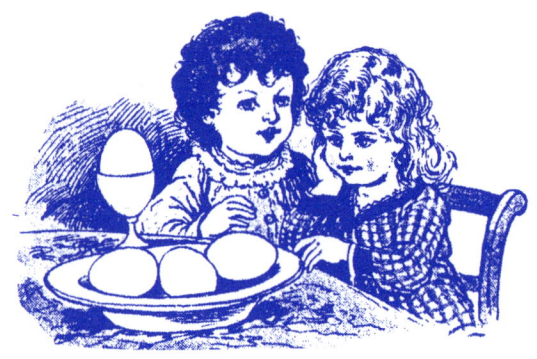

Zu seiner Verblüffung fühlte er sich danach wohler als zuvor. Erst vier Jahre später machte er das entgegengesetzte Experiment: Er aß keine Eier mehr! Am dritten Tag war er fast beschwerdefrei, am fünften Tag aß er ein Stück Kuchen und fiel in eine tiefe Ohnmacht. Da wurde ihm plötzlich alles klar. Durch das Weglassen der Eier reagierte der auf dieses Nahrungsmittel Sensibilisierte so heftig, denn der Kuchen, den er gegessen hatte, war mit Eiern gebacken.

Homöopathen haben aus ihrer Sicht dasselbe Phänomen beobachtet. Menschen, die ein starkes Verlangen nach bestimmten Nahrungsmitteln haben, können diese nicht richtig verwerten. So ist es zu erklären, warum in manchen Arzneimittelbildern scheinbar widersprüchliche Symptome auftreten. Ein starkes Verlangen, z.B. nach Kaffee mit gleichzeitiger Kaffeeunverträglichkeit haben Arsen, Bryonia, Calcium phos., Carbo vegetabilis, Chamomilla u.a.

Die Geschichte Herbert Rinkels ist auch für Homöopathen interessant. Wir haben es hier wahrscheinlich mit einem Calcium-carbonicum-Fall zu tun, da Calcium carb. ein ausgeprägtes Verlangen nach Eiern hat. Eine Behandlung mit Calcium hätte die Eierallergie geheilt. Darin liegt ihr Vorteil gegenüber einer Therapie durch Verzicht auf bestimmte Nahrungsmittel.
Mit vielen Behandlungsmethoden wird die Allergie nicht ausgeheilt. Der Allergiker wird symptomfrei, solange er mit dem Allergen nicht in Kontakt kommt.

Die Ernährung bei der homöopathischen Behandlung

Sie muß auf jeden Fall eine individuelle sein. Erst einmal gilt es herauszufinden, ob der Neurodermitiker überhaupt auf Nahrungsmittel allergisch reagiert. Auch die Psyche muß bei der Wahl der Diät berücksichtigt werden. Ein Kind, das durch den Juckreiz schwer gestraft ist, kann durch den Entzug sämtlicher Grundnahrungsmittel noch mehr in eine Außenseiterrolle gedrängt werden, ohne daß eine Notwendigkeit vorliegt.

Dazu ein Beispiel. Eine verzweifelte Mutter eines Ekzemkindes rief an, um sich Rat zu holen. Ihr Kind hielt nun schon seit Wochen eine strenge Diät durch, die eine Ärztin ausgependelt hatte, aber die Haut verschlechterte sich zusehends, und das Kind wurde immer unleidlicher. Es wurde ihr geraten, dem Eßverhalten des Kindes nachzugeben, und die Haut wurde über Nacht besser.

Hier hat der auf die Psyche ausgeübte Zwang eine wichtige Rolle gespielt. Die spontane Verbesserung der Symptome ist nicht als Heilung zu betrachten. Erst durch eine richtige konstitutionelle Behandlung hätte das Kind gesundheitlich stabilisiert werden können.

Der Patient sollte selbst herausfinden, was ihm nicht bekommt. Er läßt einfach für einige Tage ein Grundnahrungsmittel weg, nach einigen Tagen ein anderes usw. (Milch, Eier, Weizen). Das Nahrungsmittel, wonach am meisten Verlangen besteht, ist am allergieverdächtigsten.

Wenn strikte Diätanweisungen erfolglos bleiben, finden die Betroffenen manchmal als letzten Ausweg den Weg zum Homöopathen. Sie bekommen ihr Mittel und manche dürfen erst einmal alles essen, außer natürlich in Extremfällen, wie bei schweren Asthmaanfällen auf Eier. Die psychische Aufhellung ist besonders bei Kleinkindern, trotz manchmal leichter Hautverschlimmerung, frappant. Der enorme Druck, sich alles versagen zu müssen, fällt von ihnen ab. Es gibt Extremfälle, die durch das lange Weglassen verschiedenster Nahrungsmittel am Ende wirklich nichts mehr vertragen. Bei diesen Personen kommen dann noch Vitamin- und Mineralstoffmangelerscheinungen hinzu, und die Darmflora degeneriert. Die Homöopathie ist eine große Hilfe beim Aufbau der zerstörten Darmflora. Die meisten Patienten werden sich in der Regel wieder langsam an die Nahrungsmittel gewöhnen, auf die sie hochakut allergisch reagiert haben.

Wichtiges für Neurodermitiker

Impfung

Impfungen gefährden die Gesundheit (siehe HR 3 + 4). Bei Hühner-
eiempfindlichkeit gilt besondere Vorsicht, denn Impfstoffe gegen
folgende Krankheiten werden aus Geflügelembryonen hergestellt:
FSME, Gelbfieber, Grippe, Masern, Mumps, Röteln, Tollwut. In
Impfstoffen enthaltene Antibiotika (Neomycin, Streptomycin) können ebenfalls allergische Impfreaktionen auslösen.

Nahrungsmitteltests

Nahrungsmittelallergien können je nach persönlichem Befinden
sehr schwanken und sind durch Tests nicht unbedingt erfaßbar. Tests
liefern häufig völlig andere Ergebnisse als die Praxis. Auch Gesun-
de können auf Tests positiv reagieren. Oft ist es nicht das Nahrungsmittel, auf das allergisch reagiert wird, sondern die in ihm enthalte-
nen Chemikalien. Für den Homöopathen ist daher der subjektive
Bericht des Patienten ausschlaggebend.

Diäten

Diäten sind nur sinnvoll, wenn sie individuell auf die Bedürfnisse
des Kranken zugeschnitten sind. Um der Gefahr einer Fremdbestim-
mung aus dem Weg zu gehen, sollte der Kranke die Diät mit Hilfe
des Therapeuten erarbeiten. Neurodermitikerkinder sind oft überbe-
hütet, gerade sie sollten Eigenverantwortlichkeit lernen.

Kratzen

Das Kratzen kann und soll möglichst nicht unterdrückt werden.
Nicht schimpfen! Loben, wenn wenig gekratzt wurde. Es gibt
spezielle Entspannungsmethoden und psychologische Tips, um mit
den Juckreizanfällen besser umgehen zu können. Kinder können am
Kratzen gehindert werden, indem man ihnen die Nachthemdärmel
zubindet.

Gardenal beim Lyell-Syndrom

(Syndrom der verbrühten Haut)

Ein kurzer Erfahrungsbericht zu einem Mittel, welches in Deutschland noch relativ unbekannt oder zumindestens kaum in Gebrauch zu sein scheint. Ein Mittel für Allergiker bei Asthma, Migräne oder Nesselsucht.

Das homöopathische Mittel **Gardenal** habe ich gesucht und gefunden in der „Materia Medica" von Voisin, als ein guter Freund von uns mit einer schweren Arzneimittelallergie von einem Krankenhaus ins andere wanderte. Diagnostiziert wurde eine *Penizillin*- sowie *Diclophenac-Allergie*, vermutet auch eine *Allergie gegen Cortison*. Da sich der Zustand unseres Freundes langsam besserte, brauchte ich ihm das Mittel nicht zu geben.

Schließlich war ich aber vor ein paar Tagen doch sehr froh, **Gardenal** (Acidum phenylaethylbarbituricum) zu Hause zu haben, da sich bei einem Mann eine ähnliche Reaktion auf Mückenstiche entwickelte.

Bei dem ersten Mückenstich am rechten oberen Augenlid mit Röte, Schwellung und Juckreiz erbringen mehrmalige Gaben von **Apis** D6 und später einer Gabe **Ledum** C30 schnell Besserung.

Doch eine Woche später kommt es zu erneuten Mückenstichen am selben Augenlid und rechter Gesichtshälfte. Apis und Ledum bringen keine Besserung. Er hat ein Gefühl von „Fieberbläschen" an der Lippe; es ist aber nichts zu sehen. Die Lippen sehen aus, als ob sie gleich platzen würden und sondern eine honigartige Flüssigkeit ab. Die Nase ist übersät mit winzigen Pusteln, erinnert an eine „Säufernase".

Die Einnahme von **Causticum** C200 bringt nur etwas Erleichterung. **Echinacea** D3 soll die Abwehrreaktion fördern.

Die Bachblüten **Crab Apple** (zur Entgiftung), **Walnut** (Förderung der Wundheilung) und **Willow** (wegen der Aussage: „Warum ausgerechnet ich?") werden zusätzlich genommen sowie Umschläge mit Echinacea, Walnut und Causticum gemacht. Kein Mittel schlägt an. Gegen Nachmittag zeigt sich zusätzlich ein handtellergroßer, scharlachartiger Ausschlag über der linken, vorderen Achselfalte, und auch psychisch geht es dem Mann trotz Bachblüten nicht gut (bei dem Aussehen ist das auch verständlich).

Nun erinnere ich mich wieder an das Mittel für schwere Allergien.
Eine Gabe **Gardenal** C30 bringt rasche Besserung des Allgemeinbefindens und kurzzeitiges Brennen des Hautausschlages über der Achsel, der danach auch etwas abblaßt.
Das Nässen an den Lippen hört auf, die Schwellung im Gesicht und an der Nase nehmen zusehends ab, die Gesichtsfarbe und die Psyche werden zusehends heller.
Er erhält weitere Gaben bis zur vollständigen Besserung. **Cardiospermum Salbe** wird auf die Lippen und Stiche zur Nachbehandlung aufgetragen.

Vielleicht kennen Sie das Mittel schon längst, aber ich hatte heute einfach das Bedürfnis, Ihnen dies mitzuteilen, zumal ich bei einer so starken allergischen Reaktion immer das Bild eines kleinen fünfjährigen Mädchens vor Augen habe, das wegen eines solchen „Mückenstiches" sterben mußte. Es handelte sich damals um ein sehr seltenes Krankheitsbild (1982), ein sog. Lyell-Syndrom, welches sich ca. 14 Tage nach einem Mückenstich während eines Frankreichurlaubes entwickelt hatte. Trotz intensivster Pflege in einer Kinderklinik konnte das Kind nicht gerettet werden. Die Symptome entsprechen haargenau dem Arzneimittelbild von **Gardenal** in der „Materia Medica" von Voisin.

Gabriele Kießling
Amselring, Deuterling-Haslach

57

Nux vomica bei Smog und Allergie

Ihre Abhandlung über Nux vomica bei Smog in dem Homöopathischen Ratgeber hat mich veranlaßt, Ihnen meine Erfahrungen zu schildern:

Symptomatik bei Smog:
Übelkeit mit/ohne Brechreiz
Kopfschmerz in der rechten Stirn mit großer Reizbarkeit; Verschlechterung durch Geräusche, Sprechen. Erträglich: auf der Schmerzseite liegen, in einem verdunkelten Zimmer, ohne sich zu bewegen, zu sprechen oder angesprochen zu werden.
Druck auf den Anus mit vergeblichem oder wenig Stuhlgang.
Verordnung: **Nux vomica** C200; bei Rückfällen C1000.

Dieses Mittel wirkt schnell, kann aber natürlich keine dauerhafte Besserung der Beschwerden garantieren, da wir vermutlich anhaltend dem Smog ausgesetzt sind und erst bei einer mittelhohen Konzentration der Giftstoffe (Abgase, Schwefeldioxid) dies auch als Geruch wahrnehmen.

Ebenso hilfreich ist **Nux vomica** bei *Vergiftungserscheinungen nach Maler- und Isolierarbeiten, verlegen von Fliesen wenn Kleber* verwendet werden. Hier habe ich bei manchen Patienten, die auch sonst allergisch reagieren, mehr Symptome als bei einem Heuschnupfen wahrgenommen.
Desweiteren konnte ich **Nux vomica** einsetzen, als mein Sohn nach einem Zahnarzttermin ohne Spritze bis zum Wahnsinn treibende *Schmerzen am behandelten Zahn* hatte. Ursache war wahrscheinlich die *nicht verträgliche Amalgamfüllung.*
Nach **Nux vomica** D12, 5 Tropfen, beruhigte sich der Zahn sofort, nachdem ich vorher einige andere Mittel ausprobiert hatte.

Ruth Hahn, Heilpraktikerin,
34134 Kassel, Gebrüder-Grimm-Str. 135

Selbsthilfe – darf man das?

Die Problematik der „tiefen Einschnitte"

Unser lieber, kleiner Konrad – 10 Monate alt – ißt nicht, übergibt sich in der Nacht mehrmals, ist voller Unruhe, hält uns auf Trab. Am Morgen fiebert er und hat äußerst faulig riechenden, schweren Durchfall. Konrad wird verzweifelt, und ich erinnere mich: faulig? – verdorben? – ist verdorben vergiftet? – Jawohl. Ich gebe Konrad zwei Globuli **Arsenicum album** C 200. Er nimmt sie gerne, wird ruhiger, schläft und erwacht gelöst, lächelnd, fieberlos.

Nun ist endlich der vertraute Kinderarzt erreichbar, der uns schon oft geholfen hat. Wir halten Lagebesprechung, und er gibt seine Empfehlungen.

„Ja", sage ich, „ich habe dem Kind schon Arsenicum album gegeben und es geht ihm seitdem besser."

„In welcher Potenz?"- Ich ringe mich zur Wahrheit durch: „In C 200, ich gab zwei Globuli."

Hörbar schnappt unser Freund nach Luft: „So? Das ist gar nicht gut, das ist gar nicht gut. Und zwei Globuli. Das ist gar nicht gut, das ist gar nicht gut."

Ich habe ein schlechtes Gewissen, fühle mich wie eine Schülerin, die getadelt wird und wende schüchtern ein: „Aber das Fieber ist weg und dem Kind geht es besser seit dem Moment, an dem es die Globuli einnahm."

„Ja", sagt der fürsorgliche Arzt, „kein Wunder, daß es ihm besser geht. Aber das darf man doch nicht! Das ist ein tiefer Einschnitt in seine Seele. Das ist sehr gefährlich."

Ich bin bestürzt: „Was, bitte, geschieht dem Kind? Wie kann sich die Gefährlichkeit zeigen?"

Der Arzt ist nun beruhigend: „Indem es ein tiefer Einschnitt ist. Ich weiß, Ravi Roy schreibt in seinem Buch von hohen Potenzen. Aber das ist gefährlich, weil sie in die Seele gehen. So, dem Kind geht es gut? Dann geben Sie ihm keinerlei Medikamente mehr. Nun ist es schon mal geschehen, daß das Kind gesund wurde, aber das darf man nicht."

Gitte Decker, Vaihingen

Symptomenregister für homöopathische Mittel

(< = Verschlimmerung des Symptoms, > = Verbesserung des Symptoms)

Symptom: Mittel, Seite

Neurodermitis

Komplizierte Fälle: Agar., calc.,
    calc-ars., calc-p., calc-sil.., carc., hep.,
    med., merc., nux., phos., polio, psor.,
    staph., tub., 10, 16
Blockademittel:
    Cort., polio, rad-br., zinc., 21
Rückfall nach völliger Symptomen-
    freiheit: Polio, 22
Zwischenmittel: Sulf., 21

Besserung durch:

Angenommen werden in seiner
    Gesamtheit bessert: Staph., 15
Großeltern, bei den: Staph., 16
Meer >: Med., psor., 16, 26
nach Erkältung Hautzustand
    anhaltend: Tub., 19

Verschlechterung:

Apfelsaft: Polio, 30
Bananen: Polio, 30
Eigelb: Polio, staph., sulf.,
    urt-u., 30
Erdbeeren: Sulf., 30
Erkältung, während: Tub., 19
Essen <, bei den Großeltern vertragen
    Kinder alles: Staph., 16
Gipsverband, Allergie auf,
    über den ganzen Körper: Merc., 28
Licht: Phos., 19
Limonaden: Med.

Symptom: Mittel, Seite

Milch: Calc., calc-sil., calc.-s., phos.,
    polio., psor., 30, 40
nachts: Merc., 17, Calc. 12, 28
Meer (Nordsee): Polio, 40
Orangensaft: Calc., 40
Schweiß: Mang., 18
Sonne: Phos., 19
Süßigkeiten, die als schlecht
    empfunden werden: Psor., 16
traurige Geschichten: Phos., 19
Wasser: Phos., 19
Weizen: Polio, 39
Wind: Phos., 18
Winter: Med., 26
Zahnung, während: Calc., 40
Zuhause: Staph., 16

Impfungen, Folgen von

DPT-Impfung, nach: Polio, sulf.,
    30, 38
Impfungen in der Familienanamnese:
    Carc., 20
Pockenimpfung, nach: Ars., 19
Polioimpfung, Auslöser: Polio, 21
Tbc-Impfung, Auslöser: Polio, 40
Sykose aktiviert durch Impfung:
    Med., 26
zäher Verlauf der Behandlung:
    Polio, 22

Symptom: Mittel, Seite

Juckreiz, durch
Anforderungen, durch: Calc.
Müdigkeit: Agar., 15
Überforderungen: Agar., 15
Unangenehmes machen soll:
Med., 26
Ärger, heftigen: Calc., 12,
merc., staph.
Atomkraftwerk, Nähe eines:
Rad-br., 23
radioaktiver Fallout: Rad-br., 23
Ausziehen, nach: Ars., 29
Erkältung, bei: Med., tub., 26
alle drei Wochen: Med., 26
Erwachen dadurch: Med., 26
essen soll, was er nicht mag:
Med., 26
Kratzen, bis es blutet: Calc-sil.,
merc., polio, 28, 39, 40
Limonade, Softgetränk: Med., 27
nervös, wenn: Med., 26
Schlaf, während: Med., 26
ständig: Psor., 16
unerträglich: Cort., 23
unterdrückt durch Cort.: Cort.,29

Geistige und allgemeine Symptome
Abgelehnt zu werden, Gefühl: Staph., 15
ertragen, kann es nicht: Staph., 15
Abneigung, gegen die Umgebung
Beschaffenheit der Umwelt bei
Neurodermitis widerspricht seinen
Vorstellungen: Calc., 11
Aggressionen, die einen Kummer
verdecken: Merc., 17
Angenommen werden,
wünscht sich ganz und gar: Staph., 16

Symptom: Mittel, Seite

Angst
allein zu sein: Calc., hep., merc.,
phos., polio, 21, 30
Juckreiz, blutig kratzen vor: Ars., 29
negativer Reaktion der Haut, vor:
Ars., 29
Rockzipfel, hängt an Mutters: Calc., 12
übertriebene Ängstlichkeit:
Calc-ars., polio, 13, 21
unternehmen, alleine etw. zu: Polio, 21
vage: Calc., 13
Angstgefühl
Chaos in der Arbeit, durch: Calc-ars., 13
viel, es könnte zu viel sein: Nux-v., 13
Anpassen, kann sich nicht, bei Neurod.:
Calc., 12
Arbeit, nicht gründliche, durch Ungeduld:
Nux-v., 13
Ärger heftig: 12
Juckreiz, durch: Calc.
wirft Gegenstände: Merc., staph., 28
leidet durch seine Heftigkeit: Calc.,12
Asthma, mit: Psor., 16
Aufblühen, grundlos, der Haut:
Rad-br., 23

Beissen, Kinder: Merc., 28
Belastung
große, wenn grundlegende Angelegen-
heiten nicht geklärt werden:
Calc-ars., 13
Beschwerden durch: Calc-ars., 13
Beleidigt, leicht
Vorstellung, wenn etwas nicht nach
seiner läuft: Med., 27
Späße, durch: Hep., 18
wenn man ihm zu nahe tritt: Hep., 18

Symptom: Mittel, Seite

Berührung
    Abneigung, gegen: Phos., 18
    empfindlich auf: Phos., 18
Bewahrt immer alles, so wie er es sich
    vorstellt: Med., 27
Blockiert, fühlt sich morgens: Agar., 15
Chaos, Beschwerden durch: Calc-ars., 13
Charakter, erhaben, vornehm:
    Calc-sil., sil., 14
Cortison, viel in der Vorgeschichte:
    Cort., psor., 16, 29
Depression, mit: Merc., 17
    Erregung, große, verdeckt die D.:
        Merc., 17
Dumpfheit
    morgens: Agar., sulf., 30
    abends >: Agar., 15
Durchgehen, er geht durch das Leiden,
    weil ihn niemand annimmt: Staph., 16
Energie, übermäßige: Agar., 15
    Schwierigkeiten, sie sinnvoll einzu-
        setzen: Agar., 15
Entrüstung, grenzenlos: Staph., 15
    heftig sich äußern, wenn es die
        Möglichkeit gäbe: Staph., 15
Entwicklung
    Frühentwickler: Calc., 12
Entwicklung
    Spätentwickler: Calc., 12
    lernt spät, seine Energien einzusetzen
        durch übermäßige Energie: Agar., 15
Exakt bis kleinlich: Calc-ars., 13
Feinfühlig: Phos., 18
    kann und will nichts Grobes ver-
        arbeiten: Phos., 18
Freundlich, Frohsinn trotz Leiden:
    Calc-sil., 14

Symptom: Mittel, Seite

Friedlicher Typ, der das Gefühl gibt, man
    muß vorsichtig sein: Hep., 18
Gelassenheit trotz Leiden: Calc-sil., 14
Hartnäckig
    folgt dickköpfig seiner Überzeugung
        davon, was zum Leiden der anderen
        führt: Calc., 12
    Weg, vorgesehenen zu gehen, tiefer
        Wunsch: Calc., 12
Herzkrankheiten, bei, Leiden durch
    Chaos: Calc-ars. 13
Husten, Reizhusten
    quälend bei Neurodermitis, nach
        Reaktion auf Tuberkulinum bovinum:
        Agar., 15
    zwei Hustenstöße hintereinander:
        Agar., 15
    unterdrückt durch Willensanstrengung,
        aber er kommt zurück: Agar.
Konfrontation, ständiger, bleibt in:
    Staph.,16
Kontaktfreudig: Phos., 18
Langsamkeit beim
    Denken, logischen: Calc., 12
    Rechnen: Calc., 12
Leiden, durch egoistische Wünsche:
    Calc., 12
Leiden, schweigend: Staph., 16
Leistungsdruck, erlaubt nicht,
    geduldig zu sein: Nux, 13
Lungenkrankheiten, bei, Leiden durch
    Chaos: Calc-ars. 13
Märtyrertum: Carc., 20
Magere Personen, Körper dünn,
    dicker Bauch: Calc., 12
Mitleidend möchte das Leiden der
    anderen beseitigen: Calc., 12

Symptom: Mittel, Seite

Mitteilen, leidet, wenn er sich nicht
  äußern kann: Staph., 15
Neues und Stabiles aufzubauen,
  Potential: Calc-ars., 14
Kinderkrankheiten,
  keine: Carc., 20
  schwach verlaufende: Carc., 20
  frühe Kindheit besonders: Carc., 20
  Krankheiten, schwere, in der Familie:
  Carc., 20
Körperkontakt, sucht
  Kind schläft auf Bauch der Mutter:
  Med., polio, 30
Krebsvorgeschichte, familiäre: Carc., 20
Milchschorf: Calc.
Nesselausschlag: Calc-sil., calc-sulf.,
  med., merc., polio, 39
Ordnung, braucht feste Strukturen:
  Med., 26
Reizbarkeit bei Kindern
  besser bei den Großeltern: Staph., 16
Rückzug, weil er Konsequenzen seines
  Handelns nicht tragen will: Psor., 16
Rückfall in alte Struktur nach
  Überforderung: Calc-ars., 14

Schlaf
  wider Erwarten auffallend gut:
  Mang., 18
  Kinder schlafen gerne: Mang., 18
  lassen sich leicht zu Bett bringen:
  Mang., 18
  Schlaf, ungestört durch nächtlichen
  Juckreiz und Kratzen: Mang., 18
  Schlafstörungen, mit: Carc., staph.
  16, 20

Symptom: Mittel, Seite

Schlaffheit
  Faser, Gewebe: Calc., calc-ars., 12
  Symptomenfreiheit, zur Abrundung
  am Ende der Kur: Polio, 22
Schrift unleserlich: Calc., 12
Sensibel, extrem: Phos.
  übertrieben reagierend: Hep., 18
Spannung, große, durch exaktes
  Verhalten und Unsicherheit über den
  nächsten Schritt: Calc-ars., 13, med.
  Handeln, schnelles, notwendig ist:
  Calc-ars., 13
  nach großem Krach >: Nux-v., 14
Stimmung launenhaft: Agar., 14
Strafe, empfindet die Konsequenzen
  seiner Handlungen als Strafe: Psor., 16

Überforderung d. Arbeit: Calc-ars., Nux
Unausstehlich, Kinder: Staph., 16
Ungerecht behandelt, fühlt sich:
  Staph., 15
Ungerecht behandelt werden: Staph., 15
Unterdrückter Ausschlag durch:
  Cortison: Cort., 23
  Zinksalben: Zinc., 23
Veränderung, Abneigung gegen
  Umstellen der Möbel: Med., 27
Verzichtet gern: Carc., 20
Verhalten, vornehm: Calc-sil., 14
Verlangen nach
  Limonade: Med., 27
  Saurem: Hep., 18
  kräftig Gewürztes: Hep., 18
  verträgt es gut: Hep., 18
  Suppen: Calc-ars., 14
Verschlimmerung, plötzlich, grundlos
  nach Besserung: Psor., 16

Repertorium

Liste der homöopathischen Mittel
bei Neurodermitis

Agaricus muscarius ....Agar.
Calcium carbonicum ....Calc.
Calcium arsenicosum ....Calc-ars.
Calcium silicata ....Calc-sil.
Calcium sulfuricum ....Calc-sulf.
Carcinominum(Carcinosinum) ....Carc.
Cortison ....Cort.
Hepar sulfuris calcareum ....Hep.
Manganum ....Mang.
Medorrhinum ....Med.
Mercurius solubilis ....Merc.
Nux vomica ....Nux-v.
Phosphor ....Phos.
Polionosode ....Polio
Psorinum ....Psor.
Sulfur ....Sulf.
Staphisagria ....Staph.
Tuberculinum bovinum ....Tub.
Zincum...Zinc.

Homöopathische Ratgeber

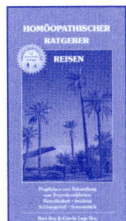

HR 1
Reisen
Ein Buch, das auf allen Reisen dabei sein muß. Homöopathische Behandlung von Zeckenbissen, Jetlag, Reiseübelkeit etc. Prophylaxe und Behandlung von Tropenkrankheiten.
156 S. (Westentaschenformat)
14. Aufl. 2007, 12,50 €, Engl. Version, 9,50 €

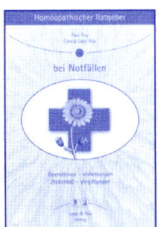

HR 2
bei Notfällen
Gehört in jeden Haushalt. Ein Muß für jeden Gruppenleiter. Wundversorgung, Sportverletzungen, Insektenstiche und Verbrennungen, Begleitung von OP.
70 S., 10. Aufl. 2008, 9,00 €

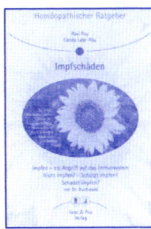

HR 3
Impfschäden
Lesen Sie selber, welche Daten das statistische Bundesamt über Impffolgen bereithält. Gefährliche Impfstoffzusätze: Quecksilber, Formaldehyd, etc. Müssen wir das unseren Kindern antun? Ebenso enthalten Rechtshilfe f. Impfgeschädigte.
78 S., 8. Auflage 2005, 11,00 €

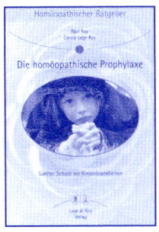

HR 4
Die homöopathische Prophylaxe
Homöopathischer Schutz vor Kinderkrankheiten für Eltern, die Ihre Kinder sanft, sicher und verantwortungsbewußt schützen möchten. Funktioniert seit 200 Jahren – Dr. Samuel Hahnemann rettete damals mit dieser Methode viele scharlachkranke Kinder vor dem sicheren Tod und zog sich die Achtung der Schulmediziner zu.
112 S., 11. erw. Auflage 2008, 11,00 €

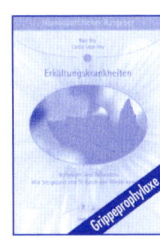

HR 5
Erkältungskrankheiten
Für alle Menschen, die entweder die Grippeimpfung schlecht vertragen oder sich auch vor anderen Erkältungskrankheiten – außer der Grippe schützen möchten. Je nach Konstitution gibt es vier verschiedene homöopathische Verfahren zur Stärkung der Infektabwehr. Behandlung von Schnupfen, Husten, Heiserkeit und Co., Was tun bei Fieberkrämpfen?
144 S., 5. Auflage 2005, 12,90 €

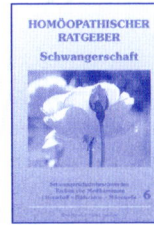

HR 6
Schwangerschaft
Eine homöopathische Behandlung in dieser Zeit erleichtert dem Kind den Eintritt ins Leben – genetische Familiencodes können umgewandelt werden. Die sanfte, nebenwirkungsfreie und schnelle Behandlung von Übelkeit, Erbrechen, Sodbrennen, etc. Gewöhnen Sie sich das Rauchen mit der Homöopathie ab. Informieren Sie sich über die Risiken von Ultraschall und pränatalen Tests.
6. vollständig überarb. Auflage 2008, 10,50 €

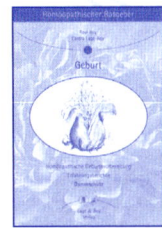

HR 7
Geburt
Der Start ins Leben prägt das gesamte Leben Ihres Kindes. Warum sollten nicht auch Sie die fast unglaublichen homöop. Möglichkeiten für sich und Ihr Kind nutzen? Schluß mit der gewaltsamen Geburt – Saugglocke, unerträglichen Schmerzen, Pudendusblock und Kaiserschnitt.
80 S., 5. Auflage 2005, 10,50 €

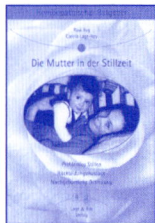

HR 8
Die Mutter
in der Stillzeit
Zeit der Stille! Wann hat die Frau sie schon im Leben – außer in der Stillzeit? Machen Sie die Stillzeit unter Inanspruchnahme der Homöopathie zu einer Quelle der Kraft. Sie werden Sie für sich und Ihr Baby brauchen.
104 S., 1. Aufl. 2004, 10,50 €

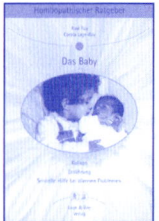

HR 9
Das Baby
Hier finden Sie Rat, wie Sie Ihr Kind vor belastenden Medikamenten im ersten Lebensjahr schützen können. Je früher Sie mit der homöopathischen Behandlung beginnen, desto leichter können die genetischen Anlagen veredelt werden.
112 S., 1. Aufl. 2004, 10,50 €

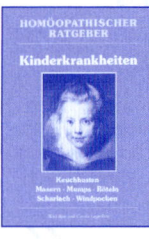

HR 10
Kinderkrankheiten
Keine Angst vor Kinderkrankheiten! Sie sind wichtige Läuterungsprozesse für Kinder und Eltern. Ihr Kind hat ein Recht darauf krank zu sein und liebevoll gepflegt zu werden. Die Behandlung von Masern, Windpocken, Mumps, Keuchhusten und Röteln.
56 S., 6. Auflage 2000, 8,50 €

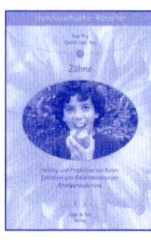

HR 11
Zähne
Schützen Sie die Zähne Ihres Kindes homöopathisch vor Karies – effektiv nebenwirkungsfrei und mit dem Begleiteffekt einer stabilen Gesundheit. Was können Sie bei Zahnarztphobie, Zahnschmerzen und Amalgambelastung tun? Hier finden Sie den erfahrenen Rat des Expertenpaares.
80 S., 4. Auflage 2007, 10,50 €

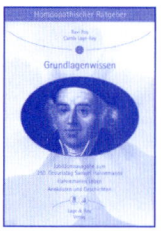

HR 12
Grundlagenwissen
Warum die Homöopathie von Dr. Samuel Hahnemann mehr ist als die perfekte „Heilkunst" des neuen Zeitalters ist, erfahren Sie in diesem Buch. Für bewußte Menschen ist sie ein Lebensweg. Viele falsche Vorstellungen, durch welche die Heilkraft der Homöopathie verzerrt werden, werden wieder an den richtigen Platz gerückt.
144 S., 5. erw. Auflage 2005, 12,50 €

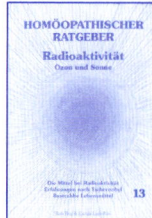

HR 13
Radioaktivität,
Ozon und Sonne
Die radioaktive Belastung hat durch die mit atomaren Waffen geführten Kriege, kleinere Atomreaktorunfälle und Atombombenversuche, von der Öffentlichkeit kaum bemerkt, schleichend zugenommen. Jetzt kommen Ihnen unsere Erfahrungen nach Tschernobyl, wie Sie sich homöopathisch schützen können, zugute. Es kommt immer häufiger vor, daß homöopathische Radioaktivitätsmittel als „Blockademittel" eingesetzt werden müssen, wenn eine Behandlung stagniert – auch nach Bestrahlung von Krebs.
72 S., 5. Auflage 1998, 8,50 €

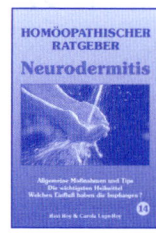

HR 14
Neurodermitis
Wußten Sie, daß geimpfte Kinder und ungeimpfte Kinder von geimpften Eltern wesentlich häufiger an Neurodermitis erkranken, als von Impfstoffzusätzen unbelastete? Um das seuchenartige Ausbreiten der Neurodermitis in den Griff zu bekommen, wurde darüber diskutiert, die Kinder wieder mit den Kinderkrankheiten zu beimpfen, denn durch das Durchleben der Kinderkrankheiten wird das Immunsystem aktiviert – und schützt so vor Allergien.
64 S., 7. Auflage 2008, 9,50 €

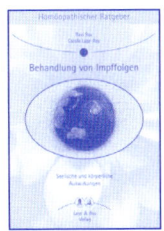

HR 15
Behandlung
von Impffolgen

Betroffene und Eltern von geimpften Kindern, die sich manchmal direkt zur Impfung gedrängt gefühlt haben, fühlen sich fast ausnahmslos bei einem Impfschaden von der Schulmedizin im Stich gelassen. Ein Impfschaden ist aus schulmedizinischer Sicht irreparabel. Hier füllt die Homöopathie seit 200 Jahren eine Behandlungslücke. Impffolgen können sein: Autismus, Neurodermitis, Allergien, schmerzhafte Regel, Platzangst, Lähmungen, MS.
58 S., 6. Auflage 2005, 12,50 €

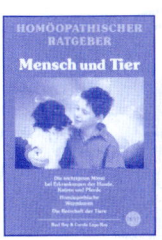

HR 16
Mensch und Tier

Hunde- und Katzenhalter finden hier die wichtigsten Konstitutionsmittel herrlich beschrieben mit treffenden Zeichnungen. Ferner lesen Sie, wie Sie ihre Lieblinge homöopathisch vor Tollwut und der Tollwutimpfung schützen können. Auch eine Anleitung zur homöopathischen Vorgehensweise zum Entwurmen ist eine große Hilfe. Die homöopathische Behandlung von einigen Pferdekrankheiten wird vorgestellt.
Jetzt neu - mit Symptomenverzeichnis!
120 S., 5. Auflage 2008, 14,00 €

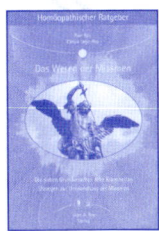

HR 17
Das Wesen der Miasmen

In diesem Ratgeber werden erstmalig die sieben Miasmen von ihrem Wesen her erklärt. Ferner wird für jeden Wochentag eine geistige Übung vorgestellt, um das Miasma aufzulösen. Im Paket mit den Miasmen Vorträgen auf CD von Ravi Roy günstiger.
120 S., 3. Aufl.2008, 12,50 €

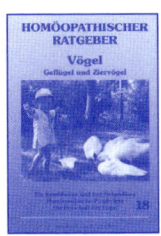

HR 18
Vögel, Geflügel
und Ziervögel

Dieser Ratgeber hilft Vögel- und Geflügelzüchtern sowie Hobbyzüchtern, ihre Vögel mit einfachen Mitteln gesund zu halten. Aufgrund der undurchsichtigen und unklaren Informationswelle über die Vogelgrippe haben wir versucht, Ihnen eine kleine Hilfestellung zur Vorsorge bei Vogelkrankheiten zu bieten. Es werden die wichtigsten Krankheiten der Vögel beschrieben und die entsprechenden homöopathischen Maßnahmen beschrieben.
80 S., 1. Auflage 1995, 8,50 €

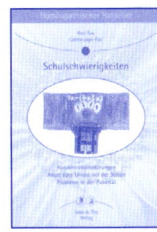

HR 19
Schulschwierigkeiten

Wenn Sie Ihrem Kind oder sich selber das Lernen erleichtern möchten, ist dieser Ratgeber genau das Richtige für Sie. Die Problematik wird umfassend und ursächlich mit der Homöopathie angegangen: Lese-Rechtschreib-Schwäche, Schulangst, Depressionen, Lernunlust, ...
120 Seiten 6. Auflage 2008, 10,50 €

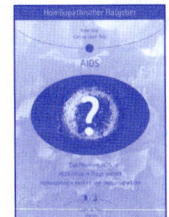

HR 20
Aids

Hier geht es um die Behandlung von Aids und ähnlichen schweren Immunschwächekrankheiten. Was sind die wahren Ursachen und Hintergründe, die Sie in keiner Zeitung finden?
120 S., 2. Aufl. 2005, 12,50 €

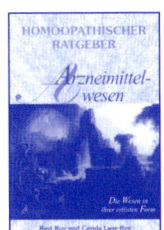

HR 22
Arzneimittelwesen

Eine einzigartige Arzneimittellehre! Hier wird nicht nur auf die krankhaften Aspekte der Mittelwesen eingegangen, sondern auf ihren reinen Charakter.
160 S., 1. A. 1999, 12,50 €

Zu bestellen über jede Buchhandlung oder direkt über die Lage & Roy Versandbuchhandlung:
Tel. 08841-4455 · Fax 08841-4298 · E-Mail: verlag@lage-roy.de · www.lage-roy.de
oder über unseren Internetshop: shop.lage-roy.de

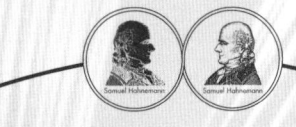
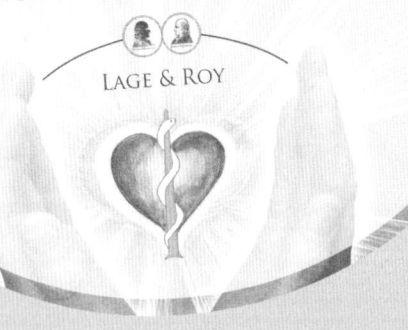

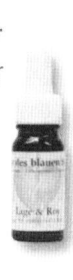 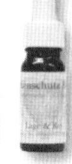 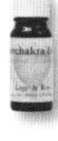 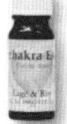 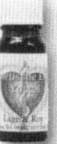
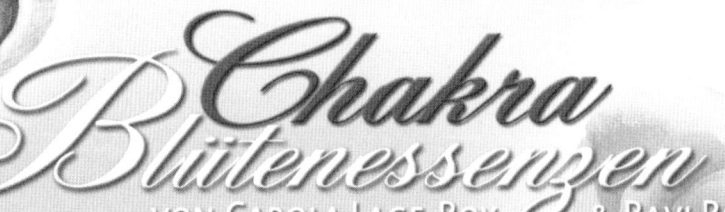

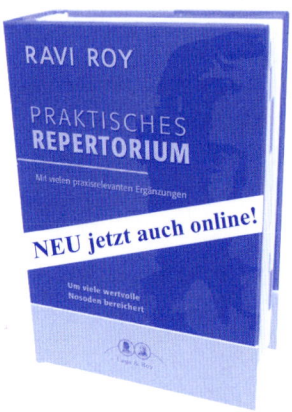
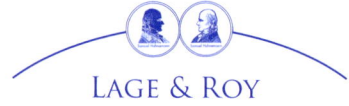

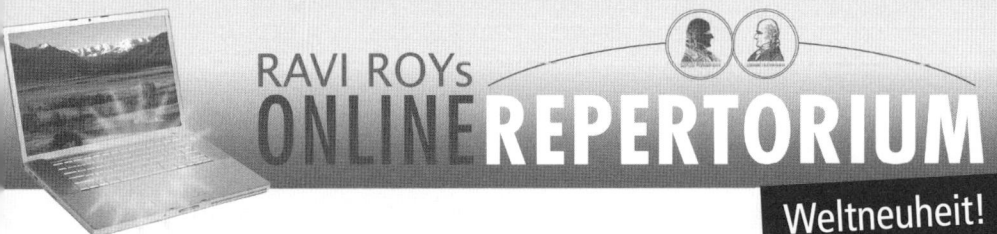

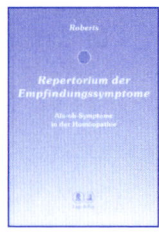

Roberts, Herbert

Repertorium der Empfindungssymptome

Gutes Preis-Leistungs Verhältnis für ein umfangreiches, klassisches Werk, das in der deutschen homöopathischen Literatur eine große Lücke schließt. Dieses Repertorium der Als-ob-Symptome ist einzigartig, weil der Großteil der Symptome in keinem Index, auch nicht in den erweiterten Repertorien auf der Basis von Kent, zu finden ist.

Art.-Nr. 25, 394 S., 2. Auflage 2001, 50,00 €

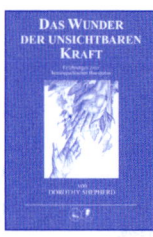

Shepherd, Dorothy

Das Wunder der unsichtbaren Kraft

Dieses Buch ist ein Schatz in der homöopathischen Literatur. Es wendet sich gleichermaßen an Leser, die noch nie etwas von Homöopathie gehört haben als auch an Therapeuten.

Die Autorin kannte die Grenzen und die Ohnmacht der Allopathie und erlebte immer wieder, wie Kranke und auch sie selbst durch die Methoden der konventionellen Medizin noch kränker wurden. Auf der Suche nach echter Heilung fand sie den Weg zur Homöopathie und zwar in die Praxis des berühmten Homöopathen Dr. J. T. Kent.

Art.-Nr. 23, 274 S., 1. Auflage 1995, 22,50 €

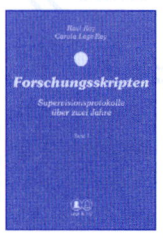

Roy, Ravi und Carola

Forschungsskripten

Mit diesem Buch erleben Sie, wie die homöopathische Behandlung in der Praxis aussieht. Es handelt sich um eine Dokumentation von Fällen von Schülern, die von Ravi Roy betreut wurden. Hochinteressante Lektüre für Praktiker und solche, die es werden wollen. Hier lernen Sie, wie mit den verschiedenen Potenzen umgegangen wird, wann welche Potenz verwendet wird und vieles mehr. Dies Wissen verhilft Ihnen zu mehr Erfolg.

Art.-Nr. 28, 197 S., 1. Aufl. Juni 1998, 35,00 €

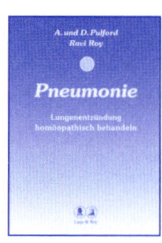

Pulford, A. / Roy, R.

Pneumonie
– Lungenentzündung homöopathisch behandeln

In einer Zeit, in der die Menschen immer resistenter gegen Antibiotika werden, wird die Behandlung der Lungenentzündung mit Homöopathie immer wichtiger.

Den Kern dieses Buches bildet eine Materia Medica, in der die wichtigsten Mittel, vor allem bei Pneumonie, aber auch bei allen anderen Arten von entzündlichen Erkrankungen der Lunge, vorgestellt werden. Leinengebunden, Goldprägung und Schutzumschlag.

Art.-Nr. 24, 189 S., 2. Auflage 2005, 30,00 €

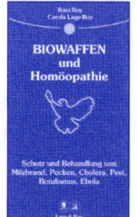

Roy, Ravi und Carola

Biowaffen und Homöopathie

Immer mehr zeigt es sich in der Praxis, wie wichtig die Heilung der inneren Organe mit niedrigen Potenzen ist. Ravi Roy verwendet hierfür Pflanzen, deren Wesen er im Buch erläutert. Anhand der Infektionskrankheiten Milzbrand, Ebola, Pocken, Nahrungsmittelvergiftung (Botulismus), Pest und Cholera werden die neuesten Erkenntnisse der homöopathischen Prophylaxeforschung vorgestellt.

Eine hochinteressante Lektüre für Therapeuten und Familien, die sich vor Krankheiten schützen möchten.

Art.-Nr. 1576, 198 S., 1. Auflage 2001, jetzt nur 12,00 €